THAIMAI
Maternidad ayurvédica

Swami Joythimayananda

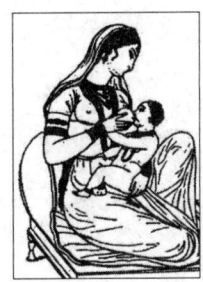

THAIMAI
Maternidad ayurvédica

Una guía ayurvédica para disfrutar
la experiencia de la maternidad

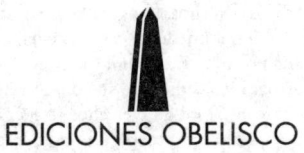

EDICIONES OBELISCO

Si este libro le ha interesado y desea que le mantengamos informado de nuestras publicaciones, escríbanos indicándonos qué temas son de su interés (Astrología, Autoayuda, Ciencias Ocultas, Artes Marciales, Naturismo, Espiritualidad, Tradición...) y gustosamente le complaceremos.

Puede consultar nuestro catálogo en www.edicionesobelisco.com

Los editores no han comprobado la eficacia ni el resultado de las recetas, productos, fórmulas técnicas, ejercicios o similares contenidos en este libro. Instan a los lectores a consultar al médico o especialista de la salud ante cualquier duda que surja. No asumen, por lo tanto, responsabilidad alguna en cuanto a su utilización ni realizan asesoramiento al respecto.

Colección Salud y Vida natural
THAIMAI, MATERNIDAD AYURVÉDICA
Swami Joythimayananda

1.ª edición: junio de 2012

Título original: *Thaimai maternità*

Traducción: *Centro Joytinat, Italia*
Maquetación: *Natàlia Campillo*
Corrección: *M.ª Ángeles Olivera*
Diseño de cubierta: *Enrique Iborra*

© 1998, Swami Joythimayananda (del texto, imágenes y fotografías)
(Reservados todos los derechos)
© 2012, Ediciones Obelisco, S. L.
(Reservados los derechos para la presente edición)

Edita: Ediciones Obelisco, S. L.
Pere IV, 78 (Edif. Pedro IV) 3.ª planta, 5.ª puerta
08005 Barcelona - España
Tel. 93 309 85 25 - Fax 93 309 85 23
E-mail: info@edicionesobelisco.com

Paracas, 59 C1275AFA Buenos Aires - Argentina
Tel. (541-14) 305 06 33 - Fax: (541-14) 304 78 20

ISBN: 978-84-9777-852-7
Depósito Legal: B-16.521-2012

Printed in Spain

Impreso en España en los talleres gráficos de Romanyà/Valls, S. A.
Verdaguer, 1 - 08786 Capellades (Barcelona)

Reservados todos los derechos. Ninguna parte de esta publicación, incluido el diseño de la cubierta, puede ser reproducida, almacenada, transmitida o utilizada en manera alguna por ningún medio, ya sea electrónico, químico, mecánico, óptico, de grabación o electrográfico, sin el previo consentimiento por escrito del editor. Diríjase a CEDRO (Centro Español de Derechos Reprográficos, www.cedro.org) si necesita fotocopiar o escanear algún fragmento de esta obra.

*Dedicado
a mis apreciados alumnos
y a mi familia*

MI CAMINO

¡Oh, querida mía!

Estoy contento de caminar contigo
A lo largo del flujo de la vida
Con salud y felicidad hacia
Dharma, Artha, Moksha
Mi palabra es mi alma
Mi alma es la tuya

¡Oh, querido mío!

Estoy contenta de caminar contigo
Tu sombra es mía
Volviendo hacia casa
No veo nada
Ni el cielo ni la tierra
Ni Tú ni Yo

Maestro Joythimayananda

Dharma = *seguir los propios deberes.*
Artha = *comprensión de uno mismo y del ambiente circundante.*
Moksha = *liberarse del karma: destino, es decir la propia memoria.*

Presentación

El libro del maestro Swami Joythimayananda constituye el fruto que contiene, condensada, la experiencia de un maestro de yoga, de un estudioso de la medicina ayurvédica y de un padre que ha sabido tomar parte activa en el nacimiento de sus tres hijos.

El presente texto se convierte en una voz antiquísima que susurra en nuestro interior, pero que es difícil percibir. El atento estudio de los ritmos y biorritmos de la mujer y del niño en las diferentes fases de la vida, en los momentos más delicados del devenir. La observación de los equilibrios y los fenómenos naturales, el conocimiento racional e intuitivo de lo que la mujer siente en su cuerpo, inmerso en otro cuerpo más grande y equivalente que representa el ambiente en el que vive. Traducir aquello que ocurre de forma natural en una capacidad para administrar los acontecimientos, en prevenciones y terapias que protegen y preparan para los hechos naturales. Hechos que, si no se conocen, se viven con angustia y pasividad.

Precisamente, este «algo especial» constituye el contenido de este libro: la capacidad de traducir la naturaleza y sus fenómenos en algo que entra a formar parte de nosotros mismos en una conciencia nueva. Sentirse naturaleza, conseguir entrar en contacto con uno mismo adaptándose al propio ritmo, sin esfuerzo para seguirlo u obstaculizarlo. No angustiarse por algo que es natural, pero que desconocemos. Actualmente, las mujeres viven el matrimonio, la concepción, la sexualidad, el embarazo, el parto y la lactancia inmersas en mil nociones racionales que, sin embargo, no las liberan de la angustia ni las ponen en contacto con la naturaleza, ni con su propia energía. Qué maravilla la de este libro, en el que la medicina antigua se relaciona con la medicina moderna para ofrecer a la mujer que se encuentra a las puertas del acontecimiento más íntimamente vivido de su existencia, todos los instrumentos que la ayudarán a prepararse, saber, prevenir y cuidarse, sacando el máximo beneficio de las terapias.

La mujer también podrá, finalmente, razonar sobre su propia energía femenina y, escuchándose, podrá comprobar por sí misma la veracidad de aquello que ha leído.

De la mano de Swami Joythimayananda, la medicina antigua ha conseguido armonizar lo antiguo y lo moderno, lo racional y lo intuitivo para ofrecérselo a la mujer para que pueda elegir aquello que le resulte más útil de acuerdo con el tipo de constitución física y psíquica que posea. Cada mujer puede reconocerse en el tipo de energía que mejor la define y la penetra (tipo de constitución) y escoger la dieta, los ejercicios preparto que van preparando el cuerpo y la mente, el automasaje, la relajación, y, finalmente, el cuidado y el masaje adecuados para el propio bebé.

El plato está servido, la naturaleza ofrece su fuerza estimulante y la mujer desvela el conocimiento de sí misma. La ciencia ayurvédica ofrece sus observaciones y sus estudios; muchos son los platos, cada una elegirá libremente según sus gustos y necesidades.

La prevención, el fortalecimiento y la terapia nos defienden contra la ignorancia y, en consecuencia, la angustia.

Doctora PATRIZIA LAMA
Médico cirujano,
especialista en obstetricia y ginecología

Presentación

Me siento feliz de haber tenido la ocasión de revisar la versión italiana del libro *Thaimai (Maternità)*, escrito por el maestro Swami Joythimayananda, maestro de yoga, de la filosofía india y experto en Ayurveda. Ha sabido expresar, de manera admirable, en un lenguaje poético, la tradición de la maternidad tal y como se vive actualmente en la India, sobre todo en las familias que mantienen viva la tradición.

A nosotros, los occidentales, nos hace sonreír que todavía se practiquen ciertos rituales que parecen de otros tiempos; sin embargo, también nosotros mantenemos ciertas costumbres que nos gusta conservar cuando nace un bebé.

La vida es el acontecimiento más prodigioso que la naturaleza ha creado, y a la mujer le ha sido otorgado el gran don de hacerlo posible. Es como una divinidad que acoge en su seno la célula que adquirirá la forma de un ser humano. Todo el universo es maravilloso: las estrellas, los planetas, los mares, las montañas, los bosques, el perfume de las flores, el canto de los pájaros... pero, en comparación, la vida que crece dentro del cuerpo de una mujer es un milagro incomparable. En esta célula fecundada reside el misterio de la vida, la historia pasada, presente y futura del nuevo individuo; posee la estructura del cuerpo físico, la conciencia, la inteligencia, la inmensidad de su Espíritu y de su Alma; un flujo constante de energía vital que se completará en nueve meses en el seno de la madre. Yo, como madre, también he vivido esta gran experiencia.

Ahora trato de ayudar a las mujeres en su preparación para el parto, con el fin de que puedan disfrutar de la maternidad profundamente conscientes, como un don irrepetible de amor profundo.

Convertirse en madres no significa sólo dar la vida, significa, por encima de todo, cuidar del bebé porque su futuro depende de nosotras.

Confieso que al terminar estas líneas, siento cierta nostalgia en mi interior, porque este libro me ha hecho revivir un período realmente feliz de mi existencia, una época completa y satisfactoria en la vida de toda mujer.

Agradezco a Swami Joythimayananda que me haya brindado la posibilidad de expresarme en este libro; gracias también a todas las mujeres y madres que lo leerán.

Marta Vidoni
Profesora de yoga

Prefacio

El matrimonio, el embarazo, el parto y el cuidado del recién nacido son acontecimientos naturales. Para una mujer sin experiencia, afrontar estas fases de la vida puede implicar dudas, miedos, ansias y tensiones.

En la sociedad india, en un gran número de familias todos sus miembros viven juntos bajo el mismo techo; la experiencia de cada uno se convierte así en bien común, y la pareja joven es orientada en el inicio de su camino.

Toda la familia comparte el embarazo de la mujer con sabiduría y benevolencia y le da fuerza para superar las dificultades, al mismo tiempo que conserva intacta la naturaleza del acontecimiento.

En la sociedad moderna, la familia en común ya no existe; por desgracia se ha convertido en historia y las parejas jóvenes prefieren vivir solas. Obviamente, en tal situación, una mujer joven sin experiencia, incluso en el caso de la más mínima molestia acude al ginecólogo o al pediatra. Así, constituye una gran pérdida ignorar la sabiduría y las orientaciones de la vieja generación.

La madre, en lugar de disfrutar de la maternidad, acude al trabajo como empleada, directora, obrera... dejando al pequeño en la guardería o a otras personas que no pertenecen a la familia. De este modo, pierde la auténtica alegría de ser verdaderamente madre, al acumular la tensión y la preocupación del trabajo.

Yo soy padre de tres hijos. He cuidado y asistido a mi mujer durante sus embarazos y en el momento del parto. En este breve libro intento dar a conocer mi experiencia y transmitir la sabiduría procedente de mi familia.

Espero, por tanto, que este libro ayude y favorezca el renacimiento de las antiguas tradiciones para restituir a la maternidad todo el bienestar, satisfacción y alegría que le son consustanciales. Actualmente mi mujer, Rajaletchumi, prepara a las embarazadas para el parto y cuida de los recién nacidos a través del arte del yoga y Abyangam, masaje ayurvédico, así como los conocimientos procedentes de la familia.

Un afectuoso agradecimiento a Marta Vidoni, Doctora Fiamma Perazzi, Gina Maria Visotto y Vittoria Tozzo, quienes me han ayudado a dar a luz este libro.

Swami Joythimayananda

Introducción

> *Quiero dedicar este libro*
> *a mis alumnos, a mi familia*
> *y a las madres.*

THAIMAI significa «maternidad». Este gran don se le ha concedido únicamente a la mujer: es un momento único e irrepetible de su vida. Es una experiencia tan intensa, si se vive con profunda gratitud el don recibido, que hace surgir desde lo más profundo una fuente de energía capaz de liberar aquel sentimiento único que es el amor materno. Al dar a luz, la mujer experimenta la propia plenitud.

RHUTUMAI significa «embarazo». Este período concreto de la vida conlleva dignidad y enriquecimiento cultural. En realidad, es un momento dulce, pero a la vez difícil, porque aparecen tensiones y fatigas nuevas e inesperadas; se producen tales cambios que pueden alterar las relaciones y la vida cotidiana; emergen ciertos sentimientos de amor y ternura que antes estaban aletargados.

En esta fase de su vida, la mujer siente mayor responsabilidad, más ternura, mayor tolerancia y se siente más fuerte y estable psicológicamente.

El cuerpo sufre profundas transformaciones y la mente descubre nuevos motivos de interés: la excitación y el tono expectante ante el delicado momento del parto y el futuro bebé pueden crear ansiedad y preocupación.

Vivir esta etapa con la alegría de una relación fundada en el amor y en la plena conciencia de la situación ayuda a la madre a crear un estado de bienestar para el bebé que lleva en el vientre ya que, entre las dos vidas así unidas, se abren puertas por las que entrarán y saldrán sensaciones, palabras interiorizadas, mensajes secretos: no habrá sólo un contacto de piel, sino una fusión de esencias.

El embarazo tiene una duración de 280 días, contando desde el primer día de la última menstruación.

El parto es para nosotros algo normal, la naturaleza ha obrado de manera que cualquier ser vivo sea capaz de afrontarlo. A veces pueden existir problemas para la madre o para el hijo a causa de la falta de atenciones y cuidados durante el embarazo; incluso podría producirse la muerte del feto antes del parto. Con los cuidados adecuados y un comportamiento correcto se le evitan a la gestante errores, incomodidades y decepciones.

Para mantener su bienestar psicofísico, la madre necesita relajarse y prepararse para el momento del parto con ejercicios adecuados de yoga-asana, de respiración, con técnicas de relajación y con el Abyangam (masaje ayurvédico).

Tomando la comida adecuada, después del parto, el bebé crece sin molestias y con fuerza y salud.

Este libro pretende proporcionar información tanto a la mujer como al hombre, para que puedan concebir una sana descendencia. Además, quiere mejorar el estado de la embarazada, facilitarle el parto, cuidar correctamente de la madre y del niño a través de los consejos del Ayurveda y del yoga. La preparación de la embarazada no debe ceñirse a los nueve meses de embarazo, sino que debería comenzar mucho antes. Tanto la mujer como el hombre deben empezar a preparase para el matrimonio desde la adolescencia, mediante el amor, las buenas costumbres, la alimentación adecuada y la sinceridad.

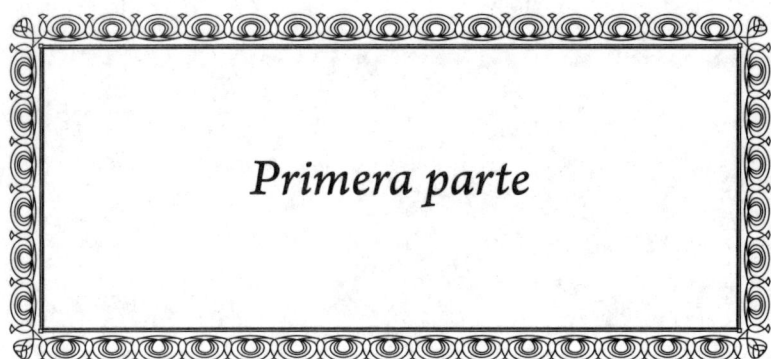

Primera parte

CAPÍTULO I

Ayurveda, la ciencia de la vida

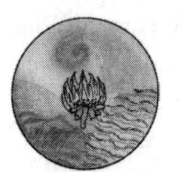

KAYA KALPA significa «la vida eterna» y el Ayurveda, que es el conocimiento de la vida, permite al individuo conseguir la liberación de la atadura de los intereses.

El hecho de educar y responsabilizar a las personas para mejorar su descendencia, es decir, cómo procrear, educar y ayudar a crecer a los hijos de la mejor manera posible, no atañe solamente al padre y a la madre, sino también a la sociedad, dentro de la cual los niños crecerán hasta formar parte de la misma.

Para conseguir este fin, el Ayurveda prescribe una serie de opciones, algunas de las cuales pueden parecer obsoletas o fuera de lugar en la actualidad, pero cuyo significado simbólico está profundamente arraigado en el contenido de las leyes eternas que gobiernan la vida.

El Ayurveda es una ciencia antigua que engloba la medicina, la filosofía, el arte y la disciplina. Su nombre significa «ciencia de la vida», y nos ofrece la conquista de la alegría, del bienestar, de la serenidad y también de la eterna juventud. El Ayurveda es un gran don que la India ofrece al mundo. Cuenta con cinco mil años de existencia y ya aparece mencionado en los *Vedas*, la literatura más antigua que existe en el mundo. El Ayurveda considera al hombre en su totalidad, contemplando el físico, la mente, el espíritu y también el entorno en el que vive; el hombre se ve como un microcosmos, espejo del macrocosmos y, por tanto, lo que le ocurre a él le sucede también al universo y viceversa.

Se basa en la teoría de los cinco elementos (éter, aire, fuego, agua y tierra) que forman parte de la composición de cualquier organismo, comprendidos los animales, los minerales y los vegetales. Cada elemento tiene su representación en los dedos de la mano: el pulgar corresponde al éter, el índice al aire, el corazón al fuego, el anular al agua y el meñique a la tierra. También encontramos estos elementos en todo nuestro cuerpo, y cuando su energía no puede discurrir libremente, a causa de un problema físico o mental, se crea un desequilibrio que al final se convierte en enfermedad. El médico ayurvédico hace un diagnóstico minucioso para descubrir la causa del desequilibrio, utilizando sus conocimientos y sus sentidos. Escucha, empleando los dedos, el pulso del paciente, y después el timbre de la voz y el tipo de lenguaje; observa el cabello, las uñas, la piel, el color de los ojos y el aspecto en general. A través de un examen atento de los hábitos, de la alimentación, de las reacciones, descubre la tipología de la persona: *Vata* (éter + aire) creativa, fuerte, ligera y rápida; *Pita* (fuego) sentimental y apasionada, muy inteligente y fascinada por el poder; *Kapa* (tierra + agua) digna de confianza y pacífica.

A estas tres características corresponden las energías llamadas *Doshas*. Cada *Dosha* gobierna una función específica: *Vata* es la energía del movimiento y gobierna los sistemas nerviosos; *Pita* es la energía del catabolismo y gobierna el sistema digestivo; *Kapa* es la energía del anabolismo y gobierna el sistema inmunitario.

Los tres *Doshas* deberían estar en equilibrio entre sí, con la preponderancia de uno sobre los otros. Esto se corresponde con la tipología de cada individuo y determina la formación de una estructura concreta del cuerpo, del carácter y de los tejidos. Si estas tres fuerzas están particularmente desequilibradas, entonces se debe intervenir con la medicina ayurvédica o con el Abyangam (masaje ayurvédico). Pero si la situación está sólo un poco alterada, pueden bastar las reglas alimenticias impuestas por el Ayurveda, una hora al día de yoga, la meditación u oración, y, probablemente, una actitud más jovial y pacífica hacia la vida.

Para mantener o recuperar la salud, el Ayurveda emplea terapias que utilizan las especias con la comida, las hierbas, las técnicas de purificación y de rejuvenecimiento y otras más clásicas como la psiquiatría o los masajes.

La alimentación ocupa un lugar muy importante en el Ayurveda. Los alimentos también están constituidos por los cinco elementos y cada uno tiene características y gustos absolutamente específicos. Además de nutrirnos, mediante los alimentos podemos influir y corregir algún ligero desequilibrio de los *Doshas*. Un individuo *Vata*, por ejemplo, deberá tomar alimentos especiados, cocidos, y evitar los secos y crudos; un individuo *Pita* deberá nutrirse con alimentos refrescantes, ricos en agua, y evitar los fritos y picantes; finalmente, la persona *Kapa* preferirá alimentos secos, calientes y ligeros, evitará los dulces y no deberá beber demasiado.

Hay, además, alimentos que se adecuan a una determinada estación, a ciertos climas y a los diferentes momentos del día. Por ejemplo, por la mañana conviene evitar los alimentos dulces (que son, en cambio, adecuados para la noche para facilitar el sueño), y se debe escoger, en cambio, gustos ligeros y punzantes como el fuego: se consideran óptimas ciertas infusiones y los zumos de pomelo. Al mediodía uno se puede recrear con platos más pesados, y si le gusta la ensalada, ésta es perfecta para las personas con problemas de peso; es muy adecuada en el menú del mediodía: es un alimento que no activa significativamente el fuego gástrico y tiene propiedades refrescantes. Las personas demasiado delgadas deberían escoger los cereales y el arroz, porque su digestión comienza en la boca, es muy rápida y estimula el hambre. A las personas aquejadas de problemas sentimentales, comer alimentos dulces les ayudará a superar los momentos difíciles, con lo que satisfarán a la vez el estómago y la mente. Una advertencia: la sensación de hambre es útil porque acelera mecanismos que ayudan al cuerpo a eliminar las toxinas. Así pues, es mejor excederse un poco en el tiempo y mantener siempre tres horas entre una comida y otra.

El Ayurveda considera absolutamente inútil empezar cualquier cura sin antes haber eliminado las toxinas del organismo. Para ello, utilizamos purgantes (elaborados con productos naturales) y después pasamos a la purificación del estómago y de la sangre. Pero también el masaje Abyangam forma parte de la terapia desintoxicante (Panchakarma), actúa sobre los tres *Doshas* y usa un aceite curativo que varía según las exigencias del paciente.

Se puede encontrar más información sobre el masaje en el libro *Abyangam «Masaje ayurvédico»*, Editorial Abraxas, 2001.

Vivir bien es, en el fondo, un arte bastante simple; está en nuestras manos escoger practicarlo.

Tipología
(Prakruti)

Prakruti significa «naturaleza». Cada ser humano tiene su propia naturaleza, que está determinada desde el mismo momento de la concepción. En Ayurveda, la naturaleza se clasifica según los principios de los Tres *Doshas*.

Cada *Dosha* ejerce una acción particular en cada individuo a nivel mental, fisiológico y físico.

Siete combinaciones
La constitución del ser humano puede subdividirse en siete combinaciones diferentes:

Vata	Vata + Pita
Pita	Vata + Kapa
Kapa	Pita + Kapa
	Vata + Pita + Kapa

La constitución tiene un papel muy importante en todos los aspectos de la vida de un individuo, dada su influencia sobre la salud, la enfermedad y los pensamientos. El estudio de los *Doshas* nos ayuda a llevar una vida sana, por lo que es necesario que conozcamos nuestra constitución.

Vata

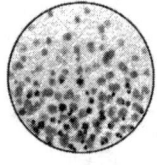

- **Físico:** la persona *Vata*, físicamente, es delgada, tiene la musculatura poco desarrollada, la piel seca y a menudo agrietada, la piel oscura y los cabellos secos y oscuros.
- **Sentidos:** su sentido dominante es el oído.
- **Energía:** es muy dinámica, siempre está en movimiento; es activa, aventurera, pero en realidad no dispone de mucha energía y su vitalidad se agota en poco tiempo.
- **Humor:** su humor es variable, con tendencia a la melancolía; adora la espiritualidad, hace muchas amistades, pero a menudo superficiales.
- **Intelecto:** su inteligencia es adaptable y rápida, con buena capacidad de pensamiento, abierta a cambios, pero es indecisa y carece de buena memoria.
- **Carácter:** su carácter es fácilmente voluble y ansioso, es desordenada, proclive a perder el autocontrol; gasta con facilidad el dinero y sin pensárselo; es tensa, duerme poco, posee poca capacidad de concentración y no llega a concretar ninguna idea o proyecto. Sin embargo, es sincera, entabla fácilmente relaciones con los otros, le gustan mucho la filosofía, la música, el arte, los viajes y los climas cálidos.

Pita

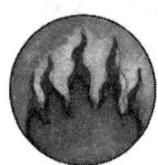

- **Físico:** la persona *Pita* físicamente es de constitución media y elegante; su piel es húmeda y pecosa, tiene la nariz alargada, los cabellos finos y delicados; son personas muy sensibles al sol.
- **Sentidos:** su sentido dominante es la vista.
- **Energía:** tiene un nivel medio de energía, es muy ordenada; consume la energía con moderación, es activa según las necesidades y ahorra su vitalidad.
- **Humor:** es de humor sanguíneo; muy celosa; otorga su afecto fácilmente y tiene muchos amigos, y, a veces, puede llegar al fanatismo.
- **Intelecto:** su inteligencia es aguda, ambiciosa, brillante, creativa, crítica; posee una excelente capacidad para el pensamiento lógico, bue-

na memoria y la facultad de concentrarse durante largos períodos de tiempo.
- **Carácter:** el carácter es equilibrado, con tendencia a tornarse irritable, intolerante, dubitativa. Mantiene una relación equilibrada con el dinero y lo invierte bien. Es amante de la cultura, las cosas refinadas y los climas fríos.

Kapa

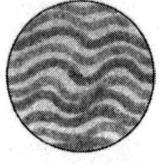

- **Físico:** la persona *Kapa*, físicamente, tiende con facilidad a ser obesa, robusta, con una buena musculatura; está bien desarrollada y tiene una notable resistencia física; su piel es grasa y sus cabellos oscuros y brillantes.
- **Sentidos:** su sentido dominante es el tacto.
- **Energía:** su energía es fuerte, estable, puede alargar su consumo durante mucho tiempo de una manera continua; su energía y su vitalidad se activan lentamente y como por turnos y la persona siempre está repleta de ellas.
- **Humor:** su humor es flemático, tranquilo, estable, no es amante de los cambios, sus amistades son pocas pero duraderas.
- **Intelecto:** su inteligencia es lenta pero dotada de un amplio y profundo conocimiento; memoria óptima y buena capacidad para la concentración sistemática.
- **Carácter:** el carácter es muy tranquilo, paciente, generoso, sincero, reservado; no se enfada fácilmente, pero los celos le duran mucho tiempo. Ama la ciencia, el arte, la danza y le gusta dormir mucho, a veces demasiado. Prefiere los climas cálidos, controla bien su relación con el dinero y tiende a ahorrar sin avidez.

CAPÍTULO II

La vida
(Jivanam)

Jivanam es el proceso de la vida que comienza de un origen, se desarrolla tomando varios nombres y formas, y finaliza (el proceso) perdiendo su individualidad al ser absorbida por su origen (Absoluto).

Jiva, el alma individual, es una forma del Absoluto; fluye cíclicamente a través de la vida desde el inicio hasta el fin. Este flujo es el destino que se manifiesta a través de la energía, la forma y la estructura; la relación entre ellas constituye nuestra vida.

La vida pone de manifiesto la personalidad de cada individuo a través de su compromiso más o menos evidente con las actividades. Cuando se vive en conciencia, no refleja actividades parasitarias y el individuo permanece sereno como una acción única, total, sin altibajos (estado de *Dhiana*). Cada actividad representa la memoria de una acción pasada y corresponde al concepto moderno de «inconsciente».

La actividad es más fácilmente perceptible que la acción. Esta última es «ser», mientras que la actividad es «hacer». Si consideramos la palabra *meditación*, ésta es *ser* mientras que meditar es *hacer*.

Cuando *Jiva*, el alma, entra en relación con una acción o sujeto a través de los sentidos, la mente, el intelecto, el subconsciente, las emociones o el ego, entonces surge la vida.

Cada uno de nosotros procede del propio karma, que está formado por la memoria de vidas anteriores: quien nace puede ser un individuo muerto, y quien muere un recién nacido; ésta es la cadena de la vida que está sujeta a alegrías y a sufrimientos. El apego a los placeres mundanos y materiales crea los presupuestos a través de continuos renacimientos.

Podemos imaginar la vida como una larga cadena en la cual cada anilla está unida a otra, de la misma manera como cada nacimiento está relacionado con otro.

El objetivo de la vida

El objetivo final de la vida de cada ser humano es liberar la propia alma del destino, por eso se aconseja un estilo de vida finalizado. Este «objetivo temporal» debería asegurar la salud y la felicidad necesarias para conseguir la liberación de los dolores y de los sufrimientos.

Sarve bhavantu sukhinah, sarve santu niramayah
Sarve bhadrani pasyantu, ma kascit duhukhabhak bhavat

Puedan todos estar contentos y libres de las miserias;
puedan todos no sufrir y vivir con benevolencia.

Para alcanzar este fin, la elección sabia consiste en recorrer la siguiente escala: *ARAM – PORUL – INBAM – VIDU*.

1. *ARAM* significa «cumplir con los deberes propios»: observar las reglas sociales, morales y espirituales. Vivir la vida familiar de una manera virtuosa y armoniosa con el fin de incrementar las propias capacidades sin perjudicar al prójimo.
2. *PORUL* significa «comprendernos a nosotros mismos y a los demás»: adquirir herramientas para atender las propias necesidades y las del mundo circundante.
3. *INBAM* significa «trascender los placeres a la felicidad»: se satisface cada deseo sincero de una manera discriminada y con alegría.
4. *VIDU* significa «volver a la "casa"». Liberar el alma del sufrimiento que le causa el destino y obtener el Absoluto.

Para alcanzar ese objetivo debemos comprender:
a) La certeza de la existencia. Todo emana de *Brahma* que permanece inmóvil e intacto y al cual todo debe volver.

b) La certeza de la existencia del alma. En cada individuo, el *Brahma* refleja cómo el alma, que es eterna, nace, se transforma adquiriendo conocimiento y experiencia y desaparece, abandonando el cuerpo y trasladándose a otro con un nuevo nacimiento.
c) La certeza de *Samsara,* que significa «movimiento constante», el ciclo del nacimiento, vida y muerte, y la experiencia del alma.
d) La certeza de *Tapas* que significa la aspiración del alma hacia la liberación del nacimiento y de la muerte, para conseguir volver a su origen, que es *Brahma.*
e) La certeza de *Vidu* que significa liberación. Un día todos conseguiremos volver al propio origen gracias a liberar el alma de la ilusión.

El nacimiento
(Jananam)

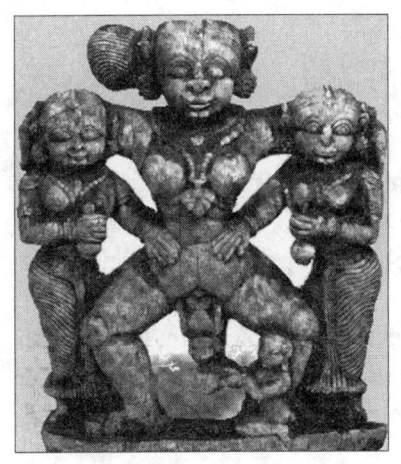

El alma para renacer debe tener su karma. El karma es la estructura sutil que contiene el mensaje del alma. Éste define al individuo, y en términos científicos coincide con el ADN. Cuando se anulan las informaciones del karma, el alma ya no renace, como si fuera un río que, al unirse con el mar, pierde su forma.

Podemos comparar la vida con la digestión: el destino es como un plato de comida, el nacimiento es la ingestión de la comida y la muerte su asimilación. Después de la digestión, la comida pierde su forma; después se consume otro plato: igual le acontece al alma. En el momento de la muerte, la vida termina y el alma asume una nueva forma de vida para completar su destino.

Una vez ingerida, la comida transforma gradualmente su forma hasta que la energía *(Ojas),* después de haber sido consumida, desaparece en la Nada. De la misma manera, cuando se completa el destino, libera el alma en el Absoluto.

También el universo se mueve de manera sistemática como una buena digestión. Nosotros somos como una buena comida para el universo; si somos buenos, el universo digiere bien; por el contrario, nuestras maldades lo intoxican y entorpecen el flujo armonioso de la vida.

Una buena comida produce una buena digestión y una buena digestión estimula un apetito adecuado para una nueva comida. Así, el proceso de la digestión es como la vida, una buena vida lleva a una buena muerte, que prosigue hacia otra buena vida. Para tener una buena digestión, la comida se debe elegir y preparar con atención; de la misma manera, debemos tener cuidado de la vida y del alma, y los padres deben vivir de manera sana y armoniosa.

Cada ser humano debe recibir cuidados particulares incluso antes del nacimiento: durante el embarazo y, mejor aún, antes de la concepción.

La reproducción es un fenómeno biológico natural; sin embargo, no debe entenderse en sentido material como un placer sexual, sino más bien como un deber con el proceso de la vida.

Estadios de la vida

La vida es un viaje; cada ser humano debe tener una meta, debe saber cuál es el objetivo que debe conseguir.

Cada ser vivo se mueve hacia el objetivo de su propia vida, consciente o inconscientemente.

Es importante el conocimiento intelectual del objetivo y la práctica. Ésta no es baladí, debe vivirse de manera sincera con perseverancia, o de otro modo no sirve de nada; el conocimiento intelectual ayuda a disciplinarla.

Dar, tener y hacer son acciones que se deben cumplir de manera consciente y con veneración, como si fuesen rituales.

En la vida espiritual, cada práctica se realiza como un ritual, con seriedad. La cultura india acostumbra a hacer todas las cosas de la vida como un ritual para evitar vivirla de manera superficial.

Cada cosa tiene su lugar y su momento, la vida debe vivirse respetando las necesidades que caracterizan sus diversos períodos. De esta manera, es fácil tener conciencia del objetivo final.

En la cultura india, la vida, del nacimiento hasta la muerte, se divide en cuatro estadios: *Bramacharya, Grahastha, Vanapresta* y *Sanyasa*.

La familia que vive de manera consciente la espiritualidad y la religiosidad sigue estos cuatros estadios.

Cada paso de un estadio al siguiente está marcado por una ceremonia. Estos pasajes preparan lentamente a la persona a caminar hacia la espiritualidad. Según la ley natural, éste es un deber de cada individuo.

Sruti *y* Smirti

En la cultura india, hay textos prestigiosos llamados *Smirti*, cuyo objetivo consiste en definir las reglas que el hombre necesita para seguir el curso de la vida. Éstas pueden cambiar según el momento y el lugar. En cambio, hay otra serie de textos sagrados llamados *Sruti*, cuyo nombre significa «revelado o sentido», que no contemplan un inicio ni cambios y cuyos principios son la ley del universo.

1. *Bramacharya*

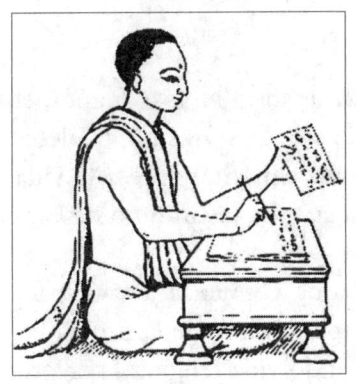

Bramacharya: período juvenil; hasta los 25 años, el ser humano es sólo de sí mismo. Dedica parte de la vida a *sí mismo*, estudiando para conocer el *Brahma*, es decir, la verdad, y da testimonio de alegría.

Los padres y los maestros deben guiar a los jóvenes por el camino adecuado. Para educar, se aconsejan tres caminos llamados:

- *Sama* (amor y afecto)
- *Daana* (correcta explicación y compensaciones)
- *Danda* (castigos)

Si el amor no basta, se pueden dar explicaciones e incentivar por medio de compensaciones; cuando tampoco esto es suficiente hace falta usar métodos más duros, como los castigos adecuados, para estimular el funcionamiento fisiológico y energético. Por ejemplo, estimular golpeando los puntos justos del cuerpo (puntos *Varma*), ayunando, practicando Yogasana y Pranayama, siguiendo una dieta, copiando mantra, etcétera.

2. Grahastha

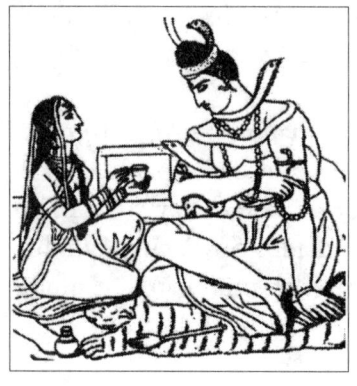

Grahastha: de los 25 hasta los 50 años, el ser humano es de sí mismo. Dedica la mitad de la vida a formar una familia armoniosa; durante este período, el hombre pone en práctica todos sus conocimientos con el marido o la esposa y los hijos y da testimonio de felicidad.

La familia debe ir de acuerdo con la sociedad y respetar sus reglas, cuidar de la propia familia sin dañar al prójimo y practicando la virtud, el *Dharma*.

3. Vanapresta

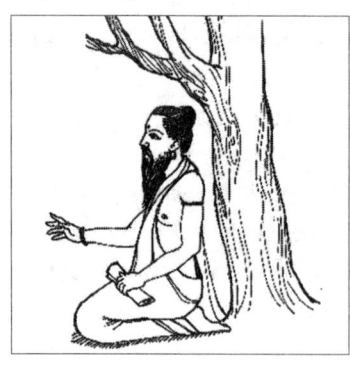

Vanapresta: de los 50 a los 75 años, el ser humano sale de sí mismo. Se dedica a los *otros*, enfrentándose a la vida con distancia, y da testimonio de beatitud.

La persona comienza a vivir para los otros, apartándose de la propia familia, haciendo vida religiosa, peregrinando y entrando en política.

4. Sanyasa

Sanyasa: de los 75 años en adelante, el ser humano se vuelve completo, total, dedica la vida a *Dios, el Absoluto*, apartándose de todo flujo de la vida, da testimonio sólo del ser. En este período, el hombre se convier-

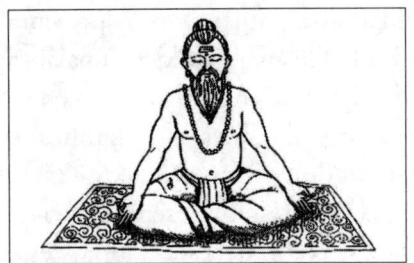

te en sabio, todas sus acciones y actividades tienen que ver con la liberación del alma, sin las pasiones y los deseos de «querer y no querer».

La mujer
(Manushi)

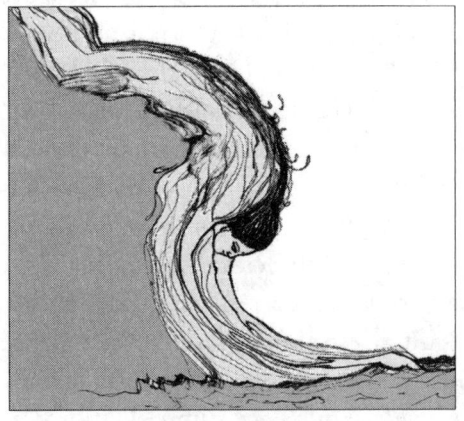

La palabra *Mana* significa «mente».
Manusha quiere decir «aquel que tiene la mente».
Manushan es el hombre, mientras *Manushi* es la mujer.
Manushi mantiene el proceso de la mente.
Manushan sostiene el proceso de la mente.

La mujer, en su feminidad, se llama Shakthi. En la vida hay tres aspectos, *la creación, la existencia* y *la destrucción,* que fluyen gracias a Shakthi. La estructura del cuerpo representa al hombre que sostiene a Shakthi. Su funcionamiento representa a la mujer y crea el flujo de la vida.

La mujer es como un río que fluye hacia el mar con un fuerte deseo de unirse a él. El río contiene toda la riqueza, belleza, frescor, fineza y complejidad de la mujer; por eso, en la India, todos los ríos tienen nombres femeninos, como Ganges, Jamuna, Kaveri, Sindu, etcétera. No es fácil de entender la verdadera personalidad de la mujer, porque presenta aspectos simbólicos, sutiles y secretos. En la filosofía Samkya, la palabra *Prakruti*, llamada *Adhi* en el *Veda* y *Shakthi* en el shivaísmo, indica la energía femenina y, en síntesis, el todo que surge de Shiva que significa el Absoluto. Shiva permanece como un espectador, mientras Shakthi es activa como un actor. Pero el actor y el espectador están presentes en cada persona. El primero recita con alegría para el placer del espectador, y éste lo aprecia con felicidad para satisfacción del actor. Cada uno tiene su propio deber en la vida según el momento y el lugar: apreciar y recitar, ver y ser visto, recibir y dar, expandir y absorber en el curso de la vida.

La familia se puede comparar con un árbol: la actividad de la mujer, al crecer, pone las ramas, las hojas, las flores y los frutos. Su naturaleza es construir una familia armoniosa junto al hombre dando la vida; es crecer, existir y vivir. El hombre es la raíz del árbol, su cometido es sostener todo el peso de la familia. Es importante para cada uno entender su verdadera naturaleza, ya que de otra manera no es posible volver a casa.

La mujer es como un cuadro hermoso: en la vida debe ser cuidada, protegida y apreciada. El hombre es como un muro que deberá sostener y afrontar el peso de las complicaciones de la vida.

Cada ser humano desea amor, respeto, cuidado y alegría. Para conseguirlo, necesita seguir el propio papel de manera consciente, porque es un deber. Al cumplir con los propios deberes, cada individuo encontrará la unidad en la diversidad, que hace surgir el amor y la felicidad.

La casa y el huerto para la mujer, el campo y la jungla para el hombre. La mujer tiene un papel esencial para la vida; en ella debe florecer la armonía; su naturaleza fluye girando como una rueda en la vida, mientras que el hombre sostiene el peso de la familia como el eje de la rueda.

Volver a casa

Las mujeres quieren ser libres, esto es un derecho. Shakthi es la mitad de Shiva; Ella ha salido de Él para dar la vida; es justo que tenga el deseo de liberarse de la vida y volver a Él. Al salir de la casa (Absoluto), empieza la vida y al regresar, la vida se acaba. Ser libre significa volver a casa.

En el pasado, la mujer combatió para conseguir la liberación femenina, la igualdad con respecto al hombre; así, el hombre pierde su papel natural; la igualdad es, pues, un riesgo. La felicidad y la liberación no se obtienen enfrentándose con los demás; al contrario, hace falta tener un estado de distanciamiento para adaptarse al propio deber.

Cinco períodos

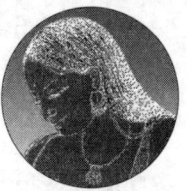

La mujer, en el transcurso de su vida, pasa por cinco períodos importantes.

1. *La adolescencia*: en este período, la niña se vuelve una cuarta parte mujer; descubre cosas nuevas, llegan los primeros cambios; como si fuera la primavera, las primeras menstruaciones surgen como las flores de la tierra; percibe sentimientos sutiles e intensos como pequeñas fuentes que manan de la tierra virgen.

2. *El matrimonio*: en este período, se vuelve mitad mujer, la primavera ha pasado y ahora los cambios nos hacen pensar en el verano; llega el distanciamiento de la propia familia (madre, padre, hermanas y hermanos, amigos queridos y costumbres de vida), debe adaptarse a una nueva situación: al marido, al devenir de la casa, a una nueva familia, a la responsabilidad como madre, esposa, amiga y devota. Es particularmente feliz e irradia esta felicidad a su alrededor como una cascada.

3. *El embarazo*: en este período, la mujer madura en tres cuartos; el cambio que se produce en su vida se asemeja al otoño; no es verano ni invierno; es una fase efímera, llena de colores, de belleza, de riqueza de sentimientos, pero también rebosante de melancolía, como las hojas que caen con indiferencia. Ya no es una cascada, ni un río, sino una acumulación de agua que debe encontrar una vía de escape. Día tras día, se suceden cambios en el cuerpo y en la mente. La vida se percibe con alegría y al mismo tiempo con miedo. Debe enfrentarse a renuncias, pero es consciente de su responsabilidad en lo concerniente a la nueva vida que crece en su interior, intentando colmarla de amor.

4. *La maternidad*: la mujer madura completamente como el Absoluto; ha creado una nueva vida igual que Dios. La madre encauza toda su

energía a proteger al bebé a quien ha dado vida. Este período es como el invierno, en el que las semillas permanecen protegidas bajo la tierra, y el calor retenido en su interior permite su crecimiento. Ahora la madre está lista para enfrentarse sin pesar a sacrificios y dificultades, fatigas, esfuerzos y alegría, junto a la tranquilidad, el nerviosismo y el optimismo. Al observar la belleza de la vida que crece en el propio hijo, repone muchas esperanzas en su futuro. Es consciente de este nuevo sentimiento materno que (de ella) fluye inextinguible, al igual que el Ganges discurre sin parar, enriqueciendo la tierra a lo largo de su curso hacia el mar.

5. *La menopausia*: en este período, la mujer afronta cambios a veces difíciles y desagradables en su cuerpo, en su mente y en sus órganos. Los deseos cambian, a veces sufre depresión y melancolía. Superados los primeros períodos de inadaptación y malestar del cuerpo, encuentra una renovada energía unida a la sabiduría y a la aceptación del propio papel. En este período de madurez, prodiga su amor y su experiencia en la familia, a los amigos y las amistades, como un flujo continuo en el largo camino de la vida.

La energía femenina
(Shakthi)

Shakthi significa la energía femenina, y la mujer representa esta energía sobre la Tierra. Sin ella no puede existir el proceso de la vida. Toda manifestación del universo, creación o vida, destrucción o muerte sucede por obra de *Shakthi*. La belleza y la fuerza de la energía femenina son la vida. El universo no es otra cosa que un flujo rítmico constante y cíclico que se mueve y cambia constantemente.

La energía femenina representa el «Todo». Hay en ella un flujo armonioso ya establecido en cuanto que biológicamente la mujer tiene su papel, es decir, dar la vida y perpetuar la especie. Bajo este aspecto no tiene sentido hablar de igualdad entre hombre y mujer, ya que no existe desigualdad. La finalidad de los movimientos feministas debería tener el objetivo de ayudar a la mujer a enfrentarse a las múltiples dificultades de esta época y sobre todo a proteger la maternidad. Cada uno debe cumplir su papel con comprensión; todos queremos respeto, libertad, cuidados, amor y felicidad.

Es importante comprender este principio filosófico; su incomprensión, la mentira, se llama *avidya*, ignorancia; no ver la verdad se considera un error de la inteligencia humana.

Nuestra vida está relacionada en el universo con la Tierra, la Luna y el Sol. La Tierra y la Luna giran alrededor del Sol y al mismo tiempo éste y el universo giran en el espacio que es la «Nada» y es el eje de la Luna. La mujer resulta influenciada por la Luna en lo que se refiere a la frescura y a los cambios. La Luna nace y muere cada mes creciendo y disminuyendo, y así la mujer es influenciada por este ciclo mensual con la menstruación. El Sol sale y se pone cada día, y con su energía incide sobre el hombre con las calidades de calor-frío y luz-oscuridad. El Sol representa la energía masculina y la Luna la femenina. Así pues, la Tierra representa la energía Luna + Sol, que corresponde a la energía masculina + femenina.

La Tierra toma su energía del Sol y de la Luna. La luz y la oscuridad son como una respiración de la Tierra, la cual inspira luz durante el día, moviendo la vida, y espira la oscuridad durante la noche, deteniendo la vida. Todos los seres poseen este principio de *Luna - Sol - Tierra* que se mueven cíclicamente con una relación precisa entre ellos y que contienen energía masculina y femenina.

El principio de la energía femenina sobre el ser humano (el hemisferio derecho del cerebro) mueve la vida mediante la emoción y la sensualidad, mientras el principio de la energía masculina (el izquierdo), trasciende el flujo de la vida con el uso de la inteligencia y de la agudeza, canalizando la emoción del inferior hacia el superior (devoción), de la sensualidad a la espiritualidad.

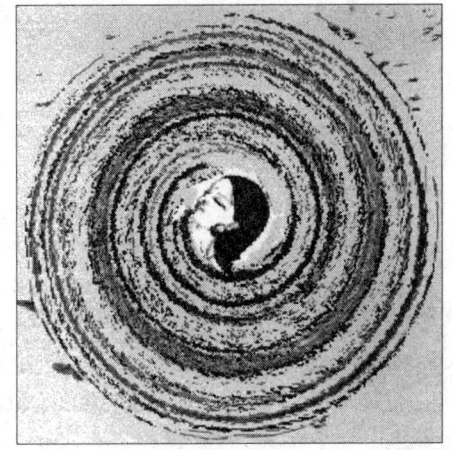

Todos los seres vivos sobre la Tierra contienen dos polaridades similares: la energía femenina y la masculina, que se mueven en un círculo en el flujo de la vida. Nadie guía ni nadie sigue, cada uno guía y sigue.

La diosa en la mitología

En la mitología india, los tres aspectos de la creación, de la existencia y de la destrucción son representados bajo forma de dioses: Brahma, Vishnu y Shiva. Cada una de estas divinidades tiene una consorte llamada Saraswathi, Lakshumi, Shakthi. A través de ellas desarrollan su cometido.

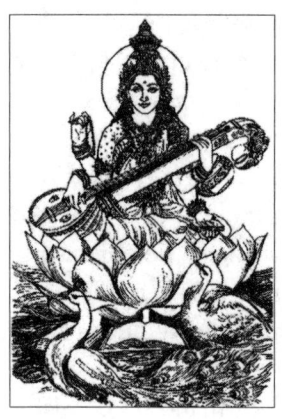

Saraswathi

Saraswathi (es también el nombre de un río) es la hija del agua y la mujer de Brahma, el creador, y representa la creación del universo y el símbolo de la sabiduría y del intelecto; sus manos tocan la *vina*, un instrumento musical que expresa el ritmo del universo; en la mano tiene un rosario que representa la concentración; en la otra sostiene un libro que simboliza la sabiduría; el libro que está situado bajo el loto donde ella está sentada indica el conocimiento; el vestido blanco que lleva expresa la pureza, el loto donde ella está sentada representa la devoción; el pavo, la belleza de la mujer, y el cisne el alma.

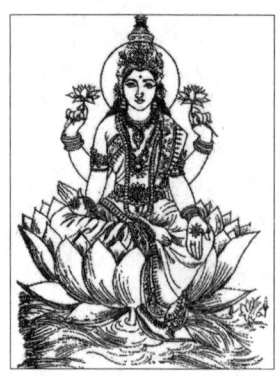

Lakshumi

Lakshumi es la diosa del océano y la mujer de Vishnu el conservador y representa la gracia que conserva el universo; la palma de la mano derecha con los dedos dirigidos hacia arriba expresa protección a sus devotos; la mano izquierda dirigida hacia abajo da a entender al secuaz la importancia de la humildad para obtener la gracia; las manos que sostienen la flor del loto indican la prosperidad, el vestido rojo que viste representa la energía femenina.

Shakthi
Shakthi es una diosa particular; es el nombre genérico de las divinidades femeninas, la consorte de Shiva de la que se ocupa la mitad de su cuerpo; es la energía funcional de toda la creación. Representa la energía cósmica que todo lo mueve, creadora de la gran ilusión, Maya; es la gran madre que fluye, existe y une. Tiene carácter múltiple y se manifiesta con diferentes personalidades como: Uma, Kamashi, Durga, Kali… etcétera.

Uma
Uma, hija del Himalaya, la montañera, es la compasión; protege a todas las criaturas.

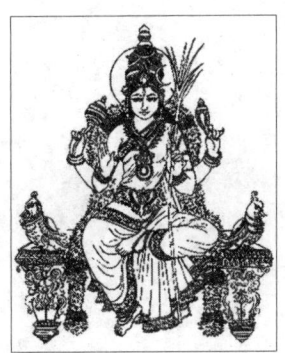

Kamakshi
Kamakshi es la forma dulce que canaliza la sexualidad, que conduce la felicidad inferior hacia la felicidad espiritual, el amor devoción; de hecho, sostiene en una mano la planta de la caña de azúcar que indica dulzura y placer.

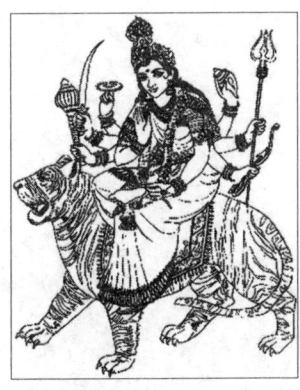

Durga
Durga es la heroína que combate constantemente contra los obstáculos Kama, Kroda, Lobha, Baya y Moya (deseos, ira, avidez, miedo, confusión) que son impedimentos para alcanzar la pureza. Las diferentes armas que lleva en las manos expresan la lucha contra la ignorancia. Cuando está sentada sobre el tigre o el león, indica el control del ego y de la ignorancia.

Kali

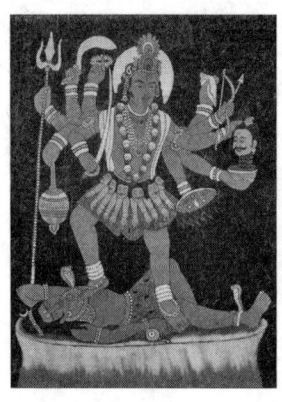

Kali es el aspecto terrorífico, el mal; su color oscuro indica el fin del tiempo, Maya; Kala representa el tiempo, y Kalan significa el dios de la muerte. La danza de Kali sobre el cuerpo de Shiva representa la felicidad interior de Maya. El órgano sexual de Shiva indica el nacimiento del tiempo, que es la diosa Kali, energía dinámica que nace del semen, energía potencial del dios Shiva. Se expande por sí mismo bajo forma de Kali y actúa como actor y espectador.

La forma terrorífica de Kali en el cementerio en el que queman los cadáveres representa la muerte del tiempo. De esta manera, Kali, al destruir toda la creación, se trasciende a sí misma y vuelve a su origen: Shiva.

CAPÍTULO III

El matrimonio
(Kalyanam)

En lengua tamil, el matrimonio se llama *Kalyanam* que significa «ciclo eterno»; ocupa el segundo lugar en los estadios de la vida. El matrimonio es como un gran árbol que vive millones de años: el amor es su raíz, sin él, la vida muere.

El amor no es un sentimiento pasajero, nacido a partir de un afecto y un deseo ligados a la posesión y al placer. El amor no es un modo de vivir encaminado a poseer y dar. Todo ser viviente tiene el derecho a poseer y dar de maneras distintas. El amor es Amor que no espera ni sufre; ni da, ni recibe, sólo acepta sin defenderse.

En el matrimonio, los cónyuges tienen que compartir derechos y deberes más allá de la sexualidad: amor, afecto, servicio, cuidados, sentimientos, ayuda, protección y devoción.

La devoción constituye la expresión más alta del amor. En la vida conyugal, la devoción es muy importante porque actúa de tal manera que permite ver las cosas siempre de manera positiva. En la mitología india hay una leyenda que afirma que el Dios Krishna tenía 18.000 esposas, llamadas Gopi, grandes devotas, que lo rodeaban siempre cantando y danzando en éxtasis. Este modo de amar obró de manera que no tuvieron nunca dificultad alguna y Krishna consiguió amarlas a todas sin problemas. La devoción constituye un amor tan potente y tan puro que puede manejar incluso 18.000 diversidades (ya sean mujeres u hombres).

El matrimonio no es sólo un acuerdo entre dos personas, sino un acto cuya importancia tiene que ver con la sociedad entera; por eso se celebra mediante un ritual que comunica al público la unión. Los cónyuges tienen la obligación y el deber de amarse también sexualmente. Un matrimonio no puede fallar si se elige a la esposa o al esposo de manera atenta, según leyes naturales como la astrología o la numerología. Es importante escoger la pareja justa, que posea la energía más adecuada para la propia persona. Cuando escogemos la pareja guiados solamente por los sentimientos, corremos el peligro de equivocarnos. Los sentimientos no son estables porque pueden cambiar con el tiempo.

De la misma manera que tenemos el deber de amar a nuestros progenitores y a nuestros hijos, también tenemos el deber de cuidar de nuestro cuerpo. En el matrimonio, una vez consumada la unión, se debe amar al cónyuge buscando la unidad en la diversidad: dos cuerpos y una sola alma. Siempre se debe buscar un objetivo común; de otra manera, el matrimonio muere.

El matrimonio constituye un deber para todo hombre y toda mujer; se desarrolla como un ritual, donde los cónyuges, teniendo un objetivo común, establecen un acuerdo con amor para construir una familia y continuar su descendencia, llevando a cabo cada uno su cometido de acuerdo con su propia naturaleza y posibilidades. El amor es esencial para que la familia tenga una buena descendencia.

La elección de la pareja

Es importante tener en cuenta tanto las afinidades físicas como las energéticas. Las condiciones energéticas de cada persona se miden según los influjos planetarios en el momento de su nacimiento. Por tanto, para encontrar dos energías adecuadas para la unión es necesario consultar la astrología y la numerología.

Jyotisha es el sistema indio de astrología que goza de gran consideración para definir un matrimonio adecuado. Los *Sastri* son los expertos en astrología a quienes se consulta en estos casos.

La edad más favorable para el matrimonio es de 18 años para la mujer y de 25 años para el hombre con el fin de obtener una buena descendencia.

Por lo que respecta los requisitos físicos, ambos cónyuges deben gozar de buena salud. Las mujeres deberían tener ancha la pelvis y los hombres el tórax, y poseer un buen discernimiento sexual alejado de excesos dañinos.

a) La pareja no debería pertenecer a la misma familia (al menos en siete generaciones).
b) La pareja debería ser adecuada según los tres principios de los *Doshas*, es decir no debería tener la misma constitución. Por ejemplo, *Vata* no debería de casarse con *Vata*, *Pita* con *Pita* y *Kapa* con *Kapa*.

Las combinaciones ideales son:

Vata + Kapa	o	Vata + Pita
Pita + Kapa	o	Pita + Vata
Kapa + Vata	o	Kapa + Pita

Cada individuo tiene su propia naturaleza que se formó en el momento de la concepción y que determina su constitución según el principio de los tres *Doshas*.

La salud de los cónyuges

Para afrontar la procreación en un estado psicofísico óptimo, los cónyuges deben someterse a un tratamiento de purificación y fortalecimiento (que asegura la buena calidad de los espermatozoides y de los óvulos) durante un período de al menos doce meses antes de la concepción.

La purificación prevé:
- *Abyangam* (masaje) con aceite medicado y limpieza de las vías respiratorias y del aparato digestivo a través de inhalaciones, eméticos, purgantes y lavativas.
- Para el fortalecimiento se emplearán los tónicos sexuales, *Makardhwaj*, *Fortex* y *Virya Asvaganda* para los hombres, y *Virya Satavariper* para las mujeres.

- La dieta comprende la ingestión de *ghi-gruta* para los hombres y de aceite de sésamo para las mujeres.

La mujer, en particular, debe seguir determinadas reglas durante el período menstrual (en el que sus resistencias disminuyen) a fin de mejorar la descendencia:

1. Deberá dormir sola, permanecer aislada evitando cualquier emoción y esfuerzo, como hacer gimnasia, correr, hablar y reír en exceso.
2. Deberá evitar los sitios ruidosos y los olores fuertes, la exposición al sol y al viento, al calor y al frío.
3. Deberá evitar el sexo e incluso ver al marido, no debería maquillarse, cortarse las uñas ni ponerse ornamentos.
4. Deberá evitar cualquier acontecimiento desagradable y seguir las disciplinas de *Yama* y *Niyama* (reglas de conducta).

El cuarto y el quinto día del período menstrual deberá ponerse vestidos blancos, rezar a Dios y, antes que nada, volver a ver al marido.

El tejido generativo
(Sukra Dhatu)

Está presente en todo el cuerpo, pero sobre todo en los órganos sexuales que crean los espermatozoides y los óvulos, donde radica la capacidad de dar vida a un nuevo ser. El espermatozoide masculino (*Bigia*-semilla) y el óvulo femenino (*Pushpa*-flor) cuando entran en contacto durante el período fértil dan vida a un fruto, a un óvulo fecundado llamado *Manushya Bigia* (semilla humana), que contiene la naturaleza entera (los cinco elementos base). En el espermatozoide predomina el elemento agua, mientras que en el óvulo el fuego.

El fuego corresponde al intelecto, y por tanto, la inteligencia (del ser humano) deriva del óvulo. El agua corresponde al flujo de la energía, así pues, la fuerza (del ser humano) deriva del esperma.

El líquido vaginal liberado por la mujer durante la relación sexual se llama *Stri-Sukra*.

En el hombre, los testículos liberan el esperma que contiene los espermatozoides. Un esperma de buena calidad se puede comparar al néctar, al *ghi-gruta* y a la miel. Es semifluido, de color blanco y semitransparente, de sabor dulce, frío en la energía, viscoso, aceitoso y denso. La secreción del esperma se inicia durante la adolescencia; la eyaculación está contraindicada a menores de dieciséis años y a mayores de setenta. Aquel que posee un *Sukra Dhatu* de buena calidad es: fuerte, valiente, buen amante, feliz, jovial, gentil, de aspecto agradable y posee una constitución bien formada.

Sukra Dushti (las anormalidades de la función reproductiva) son: impotencia, eyaculación precoz, esterilidad, aborto, indicios de sangre en el esperma, desequilibrio mental, etcétera.

Estas debilidades pueden deberse a:
1. Práctica excesiva del sexo.
2. Practica del sexo en horarios anormales.
3. Practica de actos sexuales anormales o no naturales.
4. Mantener relaciones con desconocidos.
5. Condiciones psicológicas particulares, como preocupaciones, tensiones, etcétera.
6. Dietas no adecuadas a la propia constitución y desequilibrios en la alimentación, como exceso de los gustos ácido, salado y astringente; comidas demasiado calientes y secas.
7. Mantener relaciones sexuales en edad tardía.
8. Supresión de las necesidades naturales.
9. Enfermedades que causan adelgazamiento.
10. Desequilibrio entre los tres *Doshas*.
11. Mal funcionamiento del impulso nervioso.
12. Falta de orgasmo.

La concepción ideal debería producirse: para el hombre hacia los 30 años, y para la mujer hacia los 27. Antiguamente, se deseaba concebir al primer hijo inmediatamente después del matrimonio. Si esto no sucedía durante el primer año se emprendían curas medicinales, y si no producían efecto, se creía que había adversidades en el destino de los cónyuges, lo que llevaba a la realización de rituales. En aquellos tiempos, creían que cada individuo, al tener un destino, tenía también una deuda que pagar que se transmitía de generación en generación; así, aunque los rituales no surtieran efecto, no se practicaban otros sistemas para la concepción como se hace hoy (yendo incluso contra natura); llegaban a la conclusión de que, no pudiendo aplazar el destino a los hijos, no tenían, en tales casos, ninguna deuda que pagar.

Hoy en día, en cambio, se cree que es mejor esperar, después del matrimonio, 2 o 3 años antes de concebir al primer hijo. Este tiempo favorece el conocimiento mutuo entre los cónyuges y lo refuerza, les permite disfrutar plenamente de la vida, y fortalecer y estabilizar la situación económica de la casa, etcétera.

Cuidados

El tratamiento *Vajikarna* y *Rasayana* es el ideal para obtener un estado fisiológico óptimo y sobre todo para mejorar el *Sukru Dhatu* (se puede consultar el libro *Ayurveda*, Editorial Abraxas, 2005). Ingerir las raíces *Satavari* (*Asparagus racemosus*) en el caso de la mujer y *Ashwagandha* (*Withania somnifera*) en el hombre aumenta la fertilidad. Hay productos ayurvédicos, *Niragada* y *Virya*, que mejoran las condiciones de los tejidos. Además, el Centro Joytinat organiza la cura *Vajikarna* y *Rasayana* regularmente.

La frecuencia del amor

El matrimonio se consuma para tener hijos, ya que es nuestro deber. Constituye también la experiencia de comunión que nos ayuda a unirnos con el Absoluto. Si el objetivo fuera sólo la reproducción bastaría un coito al mes durante el período de la ovulación, pero para aumentar la unión de la pareja cabe hacer el amor más veces.

Como todo, también la vida sexual debe respetar los momentos, los sitios, las maneras y las finalidades. Hacer el amor sin observar algunas reglas sobre la frecuencia mensual puede causar desarmonía en la salud.

En las tablas y en los gráficos que siguen sugiero la frecuencia media de las relaciones sexuales de una pareja sana, según la edad, la duración del matrimonio, el predominio de los *Doshas*, y la estación del año, más allá de la pasión de la pareja, o la habilidad y el vigor del hombre.

Estas tablas se seguirán sin dificultad si en la pareja existe una buena compenetración pasional, amor y afecto. Si la compenetración no existe, es natural que también la frecuencia de las relaciones disminuya. El vigor masculino determinará la máxima frecuencia. La pareja debe tener una diferencia de edad de pocos años.

Cuando hay mucha pasión, la pareja puede tener la frecuencia máxima de relaciones siempre según la edad, los *Doshas* y la duración del matrimonio. Si escasea la pasión es natural que la frecuencia disminuya. La frecuencia va muy ligada a la habilidad del hombre, a la edad, a la estación del año, a la duración del matrimonio, etcétera.

Frecuencia de las relaciones sexuales

Según la edad

EDAD	FRECUENCIA GENERAL	
	aprox.	*máximo*
de 20 a 25	20 veces	25 veces
de 26 a 30	15 veces	20 veces
de 31 a 40	10 veces	15 veces
de 41 a 50	5 veces	10 veces
de 51 a 60	1 vez	5 veces
de 61 a 100	0 - 1 vez	1 - 2 veces

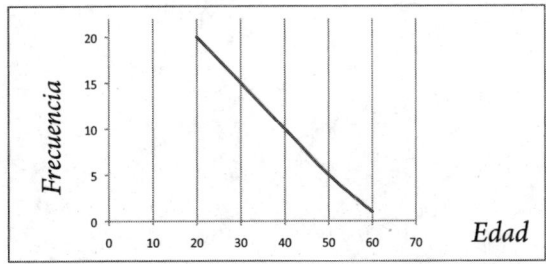

Según las estaciones y los Doshas

EDAD	FRECUENCIA SEGÚN LAS ESTACIONES			
	Primavera	Verano	Otoño	Invierno
de 20 a 25	25	18	21	22
de 26 a 30	20	14	16	18
de 31 a 40	15	9	11	13
de 41 a 50	10	4	6	8
de 50 a 60	5	1	2	3
de 60 a 100	1	0	0	1

EDAD	FRECUENCIA SEGÚN LOS DOSHAS		
	Vata	Pita	Kapa
de 20 a 25	18	21	25
de 26 a 30	12	15	20
de 31 a 40	8	12	15
de 41 a 50	3	6	10
de 50 a 60	1	3	5
de 60 a 100	0	0	1

Según la duración del matrimonio

Esta tabla está pensada sobre todo para las parejas que se casan entre los veinte y los veinticinco años. Para las otras parejas, a esta tabla se asocia también la tabla de la edad.

DURACIÓN DEL MATRIMONIO	FRECUENCIA (edad 20 - 25 años aprox.)	
	aprox.	máximo
primeros 3 meses	20 veces	25 veces
de 3 meses a 1 año	15 veces	20 veces
de 1 año a 10 años	10 veces	15 veces
de 10 a 20 años	5 veces	10 veces
de 20 a 30 años	1 vez	5 veces
de 30 a 100 años	0 - 1 vez	1 - 2 veces

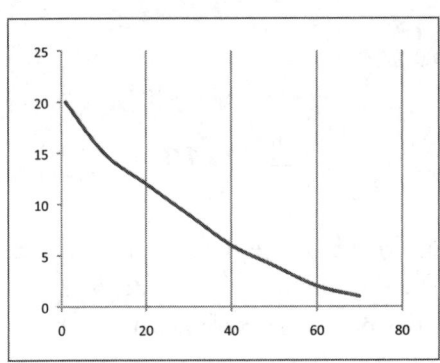

El destino y la concepción
(Karma Vruti)

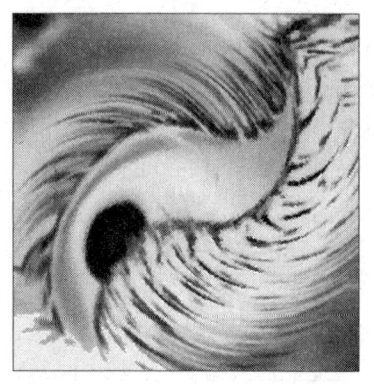

Bigia significa «la semilla». Un gran árbol esconde una pequeña semilla que contiene todas las formas y las informaciones del árbol. De una semilla de buena calidad crece un buen árbol, de una defectuosa se obtiene un árbol defectuoso; si la semilla está quemada el árbol no nace. Si abrimos una pequeña semilla comprendemos dónde se origina el árbol. De hecho, un día un alumno le preguntó a su maestro: «¿De dónde venimos nosotros y el mundo?». El maestro dijo: «¡Tráeme una pequeña semilla y ábrela!», después preguntó: «¿Qué ves?». «El corazón de la semilla», respondió el alumno. Siguió diciéndole el maestro: «¡Ábrelo y dime qué ves!». El alumno entonces respondió: «¡Nada!» Entonces el maestro dijo: «El árbol, tú, yo, el mundo, el universo han tenido su origen en esta nada».

Karma

El karma es una enfermedad que nace, crece y muere en el flujo de la vida; cuando el karma se «quema» a través de *Tapas* (la vida espiritual) el alma ya no renace, permanece la Nada, el Absoluto.

Karma significa literalmente «acción», es decir, cambio, una ilusión que aparece y fluye como la vida cuando el alma (*Jivan*) se distingue a sí misma del Absoluto. Cuando el alma, como en un juego (Lila), niega la propia pureza, adquiere el aspecto de la inteligencia que le permite percibir tanto el flujo de la vida (ciclo de nacimiento, vida y muerte) como la posibilidad de volver al Absoluto. De la misma manera en que, después de salir de casa, volvemos a ella, una vez acabado el trabajo.

El flujo del karma es la base de toda la vida. Cada cosa tiene un centro que lo sostiene todo. Así como en un átomo el núcleo (entendido como el centro) sostiene los electrones, de igual manera el Absoluto sostiene el karma. Sin él ya no existe el concepto de Absoluto.

Existe un relato mitológico relacionado con esto. Había una vez un rey y su hija Shakthi, esposa del dios Shiva. El rey, poseedor de un fuerte ego, celebra un ritual para autoproclamarse «rey del universo». No invita a la fiesta ni a su cuñado Shiva ni a Shakthi, su propia hija (golpe de ego, en cuanto el Dios debe ser invitado). Shiva no participa y no se lo toma a mal, pero Shakthi, al contrario, participa en la fiesta sin haber sido invitada, traicionando así a Shiva por una fiesta. Durante el ritual, el rey, por su ignorancia, desprecia públicamente a Shiva insultándolo. El sufrimiento por el insulto y la vergüenza de haber abandonado a Shiva, empujan a Shakthi a suicidarse arrojándose entre las llamas del fuego ritual. Sus cenizas se esparcen sobre la tierra en 7 puntos donde surgen los templos de Shakthi. En estos lugares, se invoca a Shakthi para hacerla revivir, de manera que pueda alejar las epidemias.

Los siete templos se encuentran también en nuestro cuerpo. Son los siete chakras, donde duerme la energía de Shakthi. A través de la práctica espiritual la desvelamos, liberamos el karma y trascendemos hacia la consecución, Shiva.

La historia anterior muestra el flujo del karma:

      Historia es = Tiempo
      Rey es = Ego
      Universo es = Flujo
      Dios es = Pérdida de la individualidad
      Shiva es = Absoluta pureza
      Shakthi es = Absoluto dinamismo
      Traición de Shiva es = Desequilibrio
      Ritual es = Inteligencia
      Sufrimiento es = Ignorancia
      Vergüenza es = Incomprensión
      Fuego es = Práctica espiritual
      Cenizas son = Ilusión
      Enfermedad es = Karma
      Siete templos son = Retorno a Dios

En cada nueva concepción, el Alma separa de sí el Absoluto, entra en el individuo (el momento en que el óvulo es fecundado por el espermatozoide), y lleva consigo el propio karma, formando el ego, el intelecto, el subconsciente, la mente y los cuatro elementos de base: aire, fuego, agua y tierra, presentes en las células reproductoras. El éter es omnipresente.

El alma abandona el cuerpo después de la muerte y entra en un nuevo cuerpo, durante un período de tiempo que varía según el propio karma, y así continua la cadena de la vida.

Los *Doshas* y los *Gunas* del recién nacido son determinados por el elemento predominante en el momento de su concepción.

El predominio de los elementos fuego, agua y aire da origen a una constitución luminosa, mientras que el predominio de tierra y aire origina una constitución oscura.

La inteligencia del niño deriva de la parte femenina, *Prakruti,* que es la energía creadora.

Para tener un niño *Satviko*, es decir, colmado de óptimas virtudes que mantendrá durante toda su vida (tales como la felicidad, la alegría, la tranquilidad y la sinceridad), la mujer debería seguir los rituales correspondientes durante su *Rhutu Kala* (período fecundo).

Debería practicar *Yama - Niyama* y *Puja* (oraciones y buenos comportamientos morales) y rodearse de amigos y parientes afectuosos y de educación esmerada. Es de buen augurio que la pareja llegue a ver por la mañana y por la noche animales simbólicos: una vaca blanca él y un caballo blanco ella para acordarse el uno del otro; y también es positivo que vivan rodeados de objetos y muebles blancos (paredes, cortinas, sábanas, vestidos, ornamentos, flores).

Es aconsejable tomar cada día una comida semilíquida llamada *Payasam*, preparada con arroz, leche, *ghi-gruta* y miel, que se debe conservar en una taza de plata.

Al octavo día, la pareja debería bañarse durante la madrugada (posiblemente a las cuatro), practicar *Puja* y meditación, y después retirarse a dormir; el marido debe yacer a la derecha y meditar sobre el sol; la mujer a la izquierda y meditar sobre la luna.

Después, la pareja, animada por el anhelo de fecundar una nueva vida, se une en el acto sexual como en un ritual; generalmente la mujer durante la relación yace supina. Después de la eyaculación, la pareja concentra su pensamiento en el óvulo fecundado, intercambiándose muestras de afecto.

Los textos ayurvédicos sobre la maternidad indican:

El *Rhutu Kala* (que se encuentra entre el quinto y el decimosexto día desde el inicio de la menstruación) es el período fecundo para la mujer. En aquellos días aparece atractiva, feliz y llena de alegría. Aumentan sus necesidades sexuales y su respiración parece profunda y vibrante.

La concepción sólo se puede producir cuando:

1. Las relaciones sexuales tienen lugar durante el período fecundo.
2. Los órganos de la procreación están sanos y bien desarrollados.
3. Los *Sukra Dhatu* (espermatozoides y óvulos) están sanos.
4. Un alma individual está lista para renacer.
5. Los padres poseen el destino para continuar su descendencia.

Antes de concebir un hijo, es importante que los padres cuiden de su estado de salud, no sólo a través de los procedimientos de purificación y de fortalecimiento ya citados, sino también sometiéndose a análisis y exámenes médicos dirigidos a evitar complicaciones durante el embarazo o, aún peor, anomalías en el feto. De hecho hoy es posible prever con antelación, a través de la anamnesis familiar y análisis de sangre, si existen factores de riesgo para el futuro bebé.

La reproducción
(Vruti)

Los caracteres anatómicos y fisiológicos del organismo que distinguen al sexo femenino del masculino determinan las funciones reproductoras. Su funcionamiento constituye la sexualidad.

El acto sexual es el fenómeno relacionado con la reproducción, que se cumple a través de la liberación y del recibimiento, es decir, de la unión. El esperma es liberado por el hombre y el óvulo de la mujer lo recibe gracias a la unión.

La naturaleza organiza uniformemente, en armonía entre todas las especies, el devenir de la reproducción. El acto sexual es fundamental para el flujo natural, para mover la vida; ayuda a que el mundo crezca, establece un sentido de unión entre dos personas, crea una comunicación afectuosa entre los seres vivos.

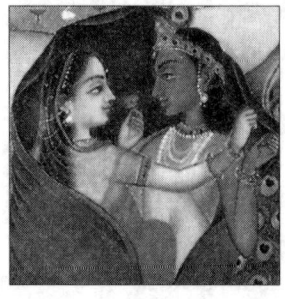

El universo nace de un solo Absoluto. Shiva, el dios indio, tiene forma unisexual, es decir, masculina y femenina representada en un Todo. Pensando el origen de sexo, el absoluto se gratifica a sí mismo manifestando el universo, después uno se vuelve dos, dos se vuelven cuatro, etcétera. Así, de un solo batir de células crecen todos los seres: algunos gusanos se reproducen dividiéndose en dos; algunas plantas contienen ambos sexos para su descendencia; los animales vertebrados y los humanos se reproducen uniendo en dos el individuo. Unir el esperma con los óvulos es fundamental para la reproducción de la humanidad.

Emisarios

En la reproducción de los seres humanos, la concepción es siempre el fin de una misión. El espermatozoide es como un emisario que lleva su misión particular juntamente con otros millones de emisarios similares a él, haciendo una dura y gran carrera. Sólo uno de ellos vencerá, sacrificando millones de vidas de sus hermanos y hermanas, conquistando (fecundando) un terreno adecuado y maduro para expandir su misión.

Esperma

Los testículos del hombre producen continuamente esperma; un hombre joven sano libera cerca de 400 millones de espermatozoides en cada eyaculación. Estos millones de espermatozoides son de dos tipos: masculinos y femeninos. El espermatozoide masculino contiene la memoria (cromosoma) masculina y viceversa. Ambos deben avanzar hacia el nuevo mundo (óvulo) para implantar la nueva vida. En este proceso, un único espermatozoide tiene la oportunidad de conquistar el óvulo y la posibilidad de concebir, durante aproximadamente 36 horas, en cada eyaculación. El esperma masculino tiene una característica que resulta favorable para la concepción: se mueve velozmente hacia el óvulo; pero también tiene un aspecto negativo: vive sólo 3 horas. Al contrario, el esperma femenino vive 36 horas, pero se mueve muy poco a poco.

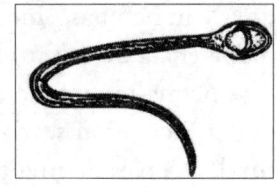

Óvulo

En la mujer, el número de óvulos es limitado. En la pubertad, una chica tiene ya en los ovarios aproximadamente 10.000 óvulos no maduros. Pero sólo uno de ellos es seleccionado para madurar y moverse hacia el útero, aproximadamente cada 28 días, hasta que llega la menopausia. Así pues, durante la vida, aproximadamente 400 óvulos son seleccionados para madurar y liberarse hacia el útero. En el ciclo menstrual, el óvulo madura en un solo día y tiene la posibilidad de ser fecundado durante sólo 6 horas.

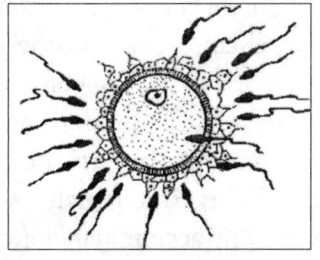

Elección del sexo

No es importante elegir qué sexo tendrá el bebé, pero sí, en cambio, es fundamental concebir un bebé sano. Normalmente la naturaleza posee el flujo armonioso de mantener un equilibrio entre sexo masculino y femenino. Es una agresión para el universo cambiar o bloquear su flujo natural escogiendo el sexo del bebé.

Pero desde siempre la humanidad ha buscado la manera de seleccionar el sexo en la reproducción, a causa de razones sociales y culturales específicas. Aun hoy, gracias a la inseminación artificial y a la moderna tecnología genética, se intenta escoger, no sólo las características masculinas y femeninas, sino también otras cualidades, como, por ejemplo, la inteligencia del futuro bebé.

Personalmente, no apruebo tales sistemas y considero más hermoso poder escoger el sexo y las cualidades del futuro bebé de manera natural, a través de una preparación natural del esperma, la meditación, el rejuvenecimiento, los rituales adecuados, etcétera. Si se obra así, se crea una armonía que concuerda con la naturaleza y no crea conflictos con ella.

1. Por eso, el Ayurveda dice que, haciendo el amor sólo el día exacto de la ovulación, con una abstinencia de coito de una semana antes y dos días después, no se debería producir la fecundación, como tampoco durante la menstruación y los siete días que preceden la ovulación, hasta el decimoquinto día del ciclo menstrual. Este día, practicando el coito por la noche y pronto por la mañana y evitándolo durante los dos días sucesivos, hay todas las posibilidades de concebir un varón. En cambio, para concebir una hembra, es necesario hacer el amor 2 días antes de la ovulación y seguir con 2 días de abstinencia.
2. El orgasmo femenino provoca una contracción y una relajación. La contracción ayuda a conducir a los espermatozoides más cerca del óvulo. Si el orgasmo llega primero en el hombre y después en la mujer, o al mismo tiempo, la contracción de la mujer lleva los espermatozoides femeninos (más lentos) hacia el óvulo. Este mecanismo facilita la posibilidad de concebir una hembra. En cambio, cuando el orgasmo llega antes en la mujer y después en el hombre, como no se produce la contracción, los espermatozoides masculinos, que son más veloces, llegan primero al óvulo: así se tiene más posibilidades de concebir un varón.

Por tanto, es importante para la concepción de un varón que la mujer llegue al orgasmo antes de la eyaculación del esperma; al contrario, si el orgasmo acontece después, será más fácil concebir una hembra.

Existen también otras teorías que tratan de explicar cómo determinar el sexo del niño; sin embargo, pueden parecer pura fantasía y estar carentes de cualquier fundamento real; el tema es todavía hoy objeto de investigación científica.

Veamos algunas de estas teorías:
3. La elección del sexo del niño se obtiene a través de la estimulación de la energía lunar (femenina) o de la energía solar (masculina). La estimulación de las diferentes energías llega a través de la respiración del hombre antes de hacer el amor: la posición sobre el flanco derecho abre la nariz izquierda, estimulando así la energía lunar, que favorecerá la concepción de una hembra. La posición sobre el flanco izquierdo abre la nariz derecha, por la cual se obtendrá la estimulación de la energía solar que favorecerá la concepción de un varón.
4. *Charaka Samhita* dice que, para tener un hijo varón, el hombre y la mujer deben concentrar su pensamiento en la idea o la imagen de un caballo y de un toro durante una semana, período durante el cual la pareja debe observar abstinencia. También durante el coito deberán concentrar su pensamiento en estas dos imágenes. Para tener una hija, en cambio, deberán concentrar su pensamiento sobre la idea o la imagen de una vaca blanca y de un caballo blanco, observar la regla de la abstinencia durante una semana y concentrar el pensamiento en los dos animales en el momento del coito.
5. Otra teoría sostiene que, para la determinación del sexo del niño, es necesaria la ingestión, durante al menos tres meses antes de la concepción, de un producto reconstituyente llamado *Virya*, que aumenta la fertilidad de la mujer y del esperma del hombre. El hombre y la mujer deberán tomar *Virya-aswaganda* para tener un varón y *Virya-satavari* para tener una hembra.
6. Otra teoría sostiene, en cambio, que para tener una hija es necesario, durante el coito, tener las cabezas orientadas al norte; al contrario, para tener un hijo hará falta orientarlas al sur.
7. Otra teoría cree que es útil para la concepción de un varón que, durante la eyaculación, el hombre contraiga el glúteo derecho, mientras que, para la concepción de una hembra, el izquierdo.
8. Otra teoría afirma que para concebir un varón, la mujer, después del orgasmo, se debe colocar sobre el lado derecho; si, en cambio, desea una hembra, deberá siempre, tras el orgasmo, colocarse sobre el lado izquierdo.
9. Una última teoría (que es fácil de seguir en el gráfico siguiente) toma el mes de la concepción y la edad de la mujer como condiciones esenciales para determinar el sexo del bebé.

Edad de la mujer y sexo del bebé

Edad	18	19	20	21	22	23	24	25	26	27	28	29	30	31	32	33	34	35	36	37	38	39	40	41	42	43	44	45
Enero	F	M	F	M	F	M	M	F	M	F	M	F	M	M	M	F	M	M	F	M	F	M	F	M	F	M	M	F
Feb.	M	F	M	F	M	M	F	M	F	M	F	M	F	F	F	M	F	M	M	F	M	F	F	F	M	F	M	M
Marzo	F	M	F	F	M	F	M	M	M	F	M	F	F	M	M	M	M	F	M	M	M	M	M	M	M	M	F	M
Abril	M	F	M	F	M	M	M	F	F	F	M	F	F	F	F	F	F	F	F	M	M	M	M	M	M	M	M	F
Mayo	M	F	M	F	M	M	F	F	F	F	F	M	F	F	F	F	F	F	F	F	M	M	M	F	M	M	M	F
Junio	M	M	M	F	F	F	M	M	F	F	F	M	F	F	F	F	F	F	F	M	F	M	M	F	M	M	M	F
Julio	M	M	M	F	M	M	M	M	M	M	M	M	F	F	F	F	F	F	F	M	F	M	M	M	M	M	M	M
Agos.	M	M	M	F	M	F	M	M	M	M	M	M	M	F	M	M	F	F	M	M	F	M	M	M	M	M	M	F
Set.	M	M	M	F	F	M	F	M	F	M	M	M	M	F	F	F	F	F	M	M	F	M	F	M	M	M	M	M
Oct.	M	F	F	F	F	M	F	M	F	M	M	M	M	F	F	F	M	M	M	M	F	M	F	M	F	M	M	F
Nov.	M	M	M	F	F	M	F	M	F	M	F	F	M	M	M	M	M	M	M	M	F	F	F	F	M	M	F	M
Dic.	M	F	M	F	F	F	F	M	F	M	F	F	M	M	M	M	M	M	M	M	F	F	F	M	F	M	F	M

F – indica femenino. M – indica masculino.

CAPÍTULO IV

La embarazada
(Rhutumati)

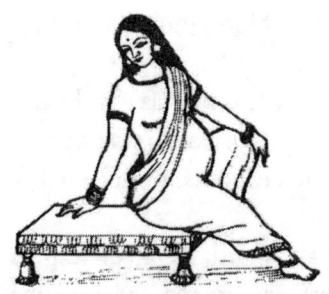

El embarazo es una experiencia bellísima, un período de la vida durante el cual la mujer entra en una dimensión nueva, situada más allá de su control y de su propia voluntad, enriqueciéndose con nuevos pensamientos, percepciones, emociones y sensaciones. Durante cada instante de la espera, imagina al bebé que nacerá y su futuro. La madre va tomando conciencia del maravilloso prodigio que se desarrolla en su interior, a través de los continuos cambios en su estado físico, psicológico y en su conducta. Descubre nuevas sensaciones, como: el vientre crece, se le tensan los senos, le cambia el brillo de la cara y de la piel, tiene cambios de humor, experimenta sensaciones nuevas de alegría, ansiedad, miedo, y un fuerte sentido de protección hacia su bebé y el entorno doméstico.

Durante el embarazo, sería oportuno limitar el aumento del peso corporal a 10 kg, ya que se produce una retención fisiológica de líquidos por parte de los tejidos, junto a un incremento ponderativo debido al desarrollo del feto y del útero, y a la formación de la placenta y del líquido amniótico.

Al final del embarazo, el útero ocupa todo el abdomen hasta el diafragma; esto comporta dificultades al respirar y para soportar el peso. Si se soporta el peso de manera equivocada se suele sufrir dolor de espalda, cefalea e indigestión. Durante el primer embarzo de la mujer, al pensar en la dificultad del nacimiento del bebé y en su responsabilidad a la hora de cuidarlo, tiene siempre un poco de miedo. Es importante mantener la mente serena para que los pensamientos no puedan interferir en el cuerpo.

Responsabilidades del marido

En las relaciones con el marido es natural que también se produzcan cambios. De hecho, él también debería compartir esta experiencia asumiendo con ella todas las emociones, tanto negativas como positivas; compartiendo en armonía respiración y meditación, cantando Mantras, ayudándose recíprocamente y proyectando el futuro de la nueva familia.

De manera simbólica, una forma de participación del hombre en el embarazo consiste en no afeitarse la barba ni el bigote durante todo el período.

El marido tiene la responsabilidad de cuidar de la embarazada. Es importante tener en cuenta que en este estado la mujer cambia de humor fácilmente: se puede enfadar incluso por pequeñas cosas, ponerse triste y llorar por nada.

El marido debe esforzarse en comprenderla, ayudarla a ser feliz, a permanecer serena y a mantenerse físicamente en forma. Es positivo practicar juntos yoga, *Pranayama* y salir a pasear por la tarde. Por lo general, la esposa se ocupa de las labores de casa y de la compra, viste a los hijos, etcétera, pero durante el embarazo el marido debe ayudarla en estos menesteres para darle serenidad.

Gestación

La gestación es el período que transcurre entre la concepción y el parto.

Una vez producida la concepción, la embarazada puede acusar enseguida los siguientes síntomas: sensación de pesadez, fatiga, sed, salivación excesiva, turgencia de los genitales, etcétera.

El embarazo viene acompañado por unas características fundamentales que se pueden manifestar de forma distinta según cada persona:
- Ausencia de menstruación.
- Náuseas.

- Vómitos.
- Inapetencia.
- Bostezos.
- Fatiga.
- Salivación excesiva.
- Deseo de tomar alimentos ácidos.
- Pesadez del cuerpo.
- Aumento del tamaño de los senos.
- Aumento de la pigmentación de los labios y de los pezones.
- A partir del cuarto mes se advierten los primeros movimientos del feto.
- A partir del sexto mes, por regla general, se manifiestan pesadez y aumento del volumen abdominal.

En el noveno mes se experimenta una excesiva debilidad, blandura vaginal y la distensión de los músculos y ligamentos del tracto genital.

Estos síntomas no constituyen un estado patológico que indique de una disminución de la energía, sino la preparación del organismo de cara al parto. Para afrontarlo con una salud excelente y en un estado positivo y vigoroso, el Ayurveda aconseja someterse a *Rasayana Chikitsa*, que es un tratamiento energético a base de sustancias tonificantes. *Rasayana* se aconseja para prevenir la anemia y las malformaciones del feto, mejorar las funciones de la placenta, estimular los *Agni* (enzimas), reforzar el sistema inmunitario y nutrir al feto.

Virya es un tonificante *Rasayana*, disponible en el mercado, que contiene diferentes sustancias vegetales y vitaminas. En particular contiene las siguientes hierbas: *Satavari*, *Aswaganda* y *Gokshur*.

Satavari (*asparagus*) actúa sobre el plasma, sobre la sangre y sobre el tejido nervioso; facilita a la mujer un estado optimista y mejora la acción de *Prana Vayu*.

Aswaganda (*witannya somnifera*) tiene una acción rejuvenecedora, actúa sobre el tejido muscular, fortalece a la embarazada y al feto, aumenta la inmunidad, el tono muscular y mejora la acción de *Samana Vayu*.

Gokshur (*tribulus terrestris*) actúa sobre el canal de excreción, regula la función urinaria y mejora la acción de *Apana Vayu*.

Durante el embarazo, el abdomen se distiende; en consecuencia, pueden aparecer estrías; por tanto, el Ayurveda aconseja aplicar, masajeando ligeramente, pasta de sándalo, *Musta*, *Tripala* y *Amlika* mezcladas.

Qué debe saber la embarazada

1. ¿Qué puede y debe hacer la embarazada?
   Tomar la comida adecuada, evacuar regularmente, practicar yoga, *Pranayama*, relajación, *Abyangam*, pasear al aire libre y mantener la mente serena y el cuerpo en forma.

2. ¿Qué tipo de libros se pueden leer?
   Los libros juegan un papel muy importante en la conservación de la salud mental. Se aconsejan las biografías de los grandes personajes.

3. ¿Puede practicar un deporte como la natación?
   La natación es desaconsejable, puesto que se corre el riesgo de contraer infecciones urinarias, de resfriarse, tener dolor de oídos, etcétera.

4. ¿Es posible practicar el coito?
   Es aconsejable evitarlo durante los primeros seis meses.

5. ¿Cómo aumenta el peso?
   Durante los primeros tres meses no se advierte ninguna señal de variación de peso; a partir del cuarto mes hasta el sexto se puede aumentar aproximadamente medio kilo cada mes; en los últimos tres meses la variación es de medio kilo cada semana. Normalmente, al noveno mes, el peso ha aumentado alrededor de diez kilos.

6. ¿Puede asistir a las fiestas?
   Es aconsejable evitarlas, para poder seguir el régimen normal de alimentación.

7. ¿Puede fumar, ingerir alcohol, café o mascar chicle?
   Es preferible evitar estos productos, ya que podrían alterar el desarrollo del bebé o causar un nacimiento prematuro.

8. ¿Puede practicar deporte en el gimnasio?
   No, cualquier tipo de ejercicio violento, la velocidad o los saltos pueden dañar el desarrollo del feto. Sin embargo, son ideales los ejercicios suaves y el *Yogasana*, el *Pranayama*, el *Mantra* y la meditación.

9. ¿Puede bailar en la discoteca?
   Rotundamente no.

Actividades de la embarazada

El cuadro siguiente describe los efectos de algunos comportamientos y actividades desarrollados por la mujer durante la gestación.

Actividades desarrolladas por la embarazada	Efecto sobre el niño
Soledad	Sufrimiento fetal
Dormir en posición prona	Cordón umbilical alrededor del cuello del feto
Dormir demasiado	Posibilidad de una digestión incompleta
Viajar mucho	Cordón umbilical alrededor del cuello del feto
Discutir con otras personas	Posibilidad de epilepsia
Celos	Celos
Rabia	Rabia
Tristeza	Posibilidad de muerte precoz
Alcohol	Carencia de memoria y mente inestable
Deseo de sexo	Inmoralidad
Deseo desmesurado de comer carne	Posibilidad de que se manifiesten molestias urinarias en el futuro bebé
Deseo desmesurado de alimentos de sabor dulce	Posibilidad de que se manifieste diabetes en el futuro bebé
Deseo desmesurado de alimentos de sabor ácido	Posibles problemas dermatológicos
Deseo desmesurado de alimentos de sabor salado	Posible envejecimiento precoz de la epidermis
Deseo desmesurado de alimentos de sabor picante	Posibilidad de que el futuro bebé tenga escaso vigor sexual
Deseo desmesurado de alimentos de sabor amargo	Posibilidad de que el niño tenga un aspecto poco agradable
Deseo desmesurado de alimentos de sabor astringente	Molestias intestinales

Régimen durante el embarazo

La embarazada debe observar ciertas reglas para tener una descendencia sana. Es conveniente vivir con optimismo, serenidad y en buena compañía, manteniendo puros la mente y el cuerpo. Es aconsejable tomar todos los días los productos ayurvédicos *Rasayana Dravya* (*Virya, Sukkunir*) y seguir la dieta *Satvika* y una alimentación equilibrada. Hay que practicar con regularidad yoga y *Pranayama*. Es importante descansar y dormir bien, evitar el estrés, las prisas, el cansancio, fumar y el alcohol.

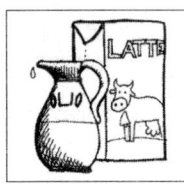

Dieta
Deberá evitar una alimentación escasa, el ayuno, los alimentos demasiado calientes, secos y astringentes, los pasados y los pesados; preferirá, en cambio, los alimentos nutrientes, digestivos y los fortificantes. Como capricho, puede elegir los alimentos dulces.

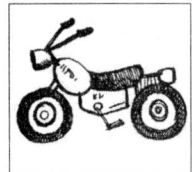

Viajes
Es aconsejable evitar los viajes incómodos y demasiado largos, los desplazamientos por mar o por calles en mal estado; son preferibles los recorridos breves.

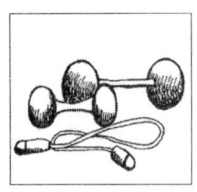

Actividad física
Durante el período del embarazo se aconseja no practicar ningún deporte que fatigue (por ejemplo, *body building*, aeróbic, etcétera) o también evitar excederse en el trabajo o en cualquier práctica física dura (cabalgar, levantar pesos). Puede practicar yoga: *Asana, Pranayama* y la meditación de manera regular para conseguir el bienestar tanto físico como psíquico de la futura madre.

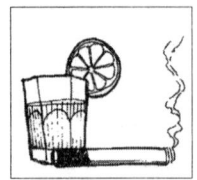

Costumbres
Evitar la dependencia del sexo, del alcohol y de fumar; no dormir durante el día y no permanecer despierta du-

rante la noche; es aconsejable caminar y practicar una actividad física de acuerdo con la constitución personal.

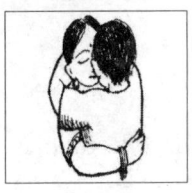

Actividad sexual

Hay que evitar el exceso. Es posible mantener una vida sexual normal dentro de los legítimos temores, ansiedades y ausencia de deseo de la embarazada.

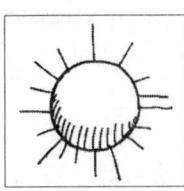

Sol

Evitar las exposiciones prolongadas al sol, especialmente en las horas más cálidas (en particular, las constituciones *Pita* y quien sufra varices). La exposición durante las primeras horas de la mañana es beneficiosa, sobre todo en el abdomen y en las mamas.

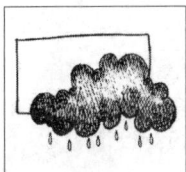

Lluvia

Se debe evitar la lluvia para que no se manifiesten enfermedades como el resfriado, especialmente en aquellas personas con predisposición a las patologías pulmonares (constituciones *Kapa*). Meditar, observando caer la lluvia, tiene efectos positivos para la psique.

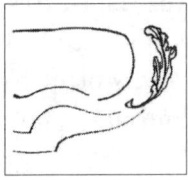

Viento

Evitar la exposición directa al viento y a las corrientes de aire (sobre todo las constituciones *Vata*, particularmente propensas a reumatismos); es aconsejable, en cambio, pasear al aire libre, gozando de la brisa ligera.

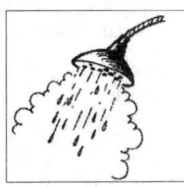

Baños o duchas

Evitar baños o duchas demasiado frecuentes, sobre todo si se utiliza agua demasiado caliente o fría. Se pueden hacer abluciones diarias con agua a temperatura ambiente.

Las mujeres indias tienen como tradición bañarse en el mar sagrado, en los ríos o en las cascadas.

Lavarse
No hay que descuidar la higiene diaria: si se utiliza agua fría para los órganos genitales y para las extremidades se redistribuye la energía.

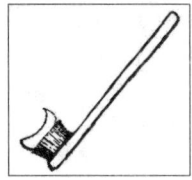

Dientes
Se debe cuidar la higiene bucal utilizando *Rasa* dientes.

Lengua
Para evitar la acumulación de toxinas, hay que rascar la lengua cada mañana con el limpiador lingual.

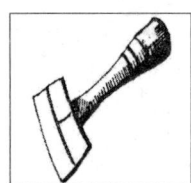

Pelos
No utilizar máquinas de afeitar o cuchillas (para evitar irritaciones de la piel o intoxicaciones por vía cutánea); es preferible dejar crecer el vello.

Cabellos
Evitar los tintes y los champús químicos; cuidar el cabello utilizando *Kaya podi*, leche, yogur, aceite.

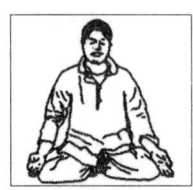

Estado psíquico
Evitar los estados emocionales negativos (rabia, tristeza, sentimiento de soledad, envidia, celos, etcétera) y las limitaciones mentales. Intentar vivir solamente estados emocionales positivos (optimismo, amor, amistad, comprensión).

Tratamientos
No emplear purgantes, sangrías, ni métodos para la reducción del peso. Practicar yoga, *Pranayama, Abyangam* y consultar con un experto.

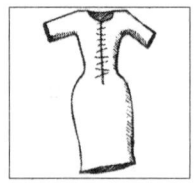

Vestidos
No vestir ropa ajustada o demasiado pesada; evitar la de color rojo; llevar vestidos cómodos y ligeros, que permitan una buena circulación, preferiblemente de color blanco.

Costumbres
Evitar la dejadez en la higiene personal, las comidas desordenadas, las situaciones excitantes (asistir a hechos trágicos, disputas, películas o lecturas inquietantes); seguir un régimen de vida moral y físicamente adecuado (alimentación equilibrada), yoga, *Pranayama*, lecturas relajantes y espirituales, escuchar música relajante).

Qué debe saber la embarazada

1. *¿Cómo se puede facilitar el nacimiento del bebé?*
   Practicando el yoga todos los días tanto por la mañana como por la noche; con la propia rutina; cultivando la confianza en sí misma y tomando todas las noches leche y *ghi-gruta*.

2. *¿Cómo se evita un parto doble?*
   No empleando anticonceptivos u otros tratamientos para la infertilidad.

3. *¿Se puede elegir el momento de hacer la cesárea para que nazca el bebé en una ocasión particularmente favorable?*
   No, hay que evitar ir contra natura.

4. *¿Cuáles son los deberes del marido?*
   Participar tanto como le sea posible en todas las actividades de la casa, practicar yoga con regularidad y dar largos paseos con su esposa.

5. *¿Se pueden tomar muchos alimentos macerados, vinagre y sal?*
   No, siempre es mejor limitar el consumo de estos alimentos, ya que producen acidez.

Molestias típicas durante el embarazo

Con los cambios orgánico-morfológicos típicos del embarazo, pueden aparecer molestias más o menos graves.

Entre las menos graves se cuentan las siguientes: náuseas, ardor estomacal, inflamación de las extremidades inferiores, insomnio, micciones frecuentes, ciática, varices, calambres, etcétera.

Las molestias que necesitan un control medico son: hipertensión, aumento de peso excesivo, edemas en las extremidades inferiores, albúminuria (presencia de albúmina en la orina), no notar los movimientos fetales en el último período de gestación, contracciones uterinas frecuentes, pérdida de líquido amniótico.

Náuseas

Su aparición es normal. Comienzan alrededor del primer mes y duran hasta el cuarto. Por la mañana temprano, tan apenas la mujer se despierta y se levanta de la cama, aparece una sensación de náuseas y vómitos, pero después de moverse, poco a poco, va desapareciendo. No es igual en todas las mujeres: algunas no lo padecerán nunca, otras lo sufrirán durante muchos meses. Si las náuseas aparecen después de haber comido, seguidas de vómitos, entonces se puede tornar grave. La embarazada, sin el sustento de la comida, pierde la fuerza y permanece siempre en la cama. En este caso, es mejor consultar con el médico. Nada más despertarse, puede permanecer en la cama, tomar dos trozos de pan tostado sin beber nada y descansar media hora más. Después, poco a poco, puede incorporarse y comenzar la jornada con normalidad. Si continúan las náuseas es mejor volver enseguida a la cama. Es preferible comer poco, a menudo, y después descansar. Las dos primeras semanas hay que evitar los alimentos pesados como la carne, los huevos, las grasas, etcétera. Es mejor tomar verdura, fruta, pan tostado y arroz hinchado.

Micciones frecuentes

Durante el último mes es normal orinar a menudo, pero si se advierten dolores o dificultades al hacerlo, si se orina a gotas o resulta difícil, puede haber molestias en el riñón o la vejiga, en cuyo caso es mejor consultar con el médico. Es aconsejable tomar caldo de cebada.

Dificultades al respirar

Son normales durante el último mes de embarazo, a causa de la presión que ejerce el feto contra los pulmones, que ha aumentado de tamaño. La presión se ejerce sobre el sistema venoso y puede causar hinchazón en las extremidades. En este caso es aconsejable pasear al aire libre.

Pérdidas vaginales
Normalmente no existe pérdida de sangre durante el embarazo, aunque tal vez pueda suceder sin que tenga consecuencias y sin que comprendamos la causa. Cuando se trata de un aborto, se tienen hemorragias junto con intensos dolores en el bajo vientre y en la pelvis. Las pérdidas de un líquido de color blanco o amarillo, acompañadas por un fuerte picor, son síntoma de probables infecciones y, por tanto, es mejor consultar con el médico.

Dolor de cabeza
La cefalea puede tener diversas causas. Si se debe a un exceso de tensión hace falta descansar; si es causada por el cansancio de los ojos, es suficiente aplicar algunas compresas de leche fresca sobre los párpados; si la causa es el estreñimiento hace falta regular la evacuación. Si la causa, en cambio, es un mal funcionamiento de los riñones, se debe consultar con el médico.

Anemia
La cara de la embarazada aparece pálida, sus piernas están hinchadas, tiene dificultades al respirar mientras trabaja y siente cansancio. La causa puede ser la falta de hierro o de otros minerales. Puede solucionarse tomando un tonificante *Virya*. Si la anemia es grave, es mejor consultar con el médico.

Hinchazón de las extremidades inferiores y el rostro
Es normal que en los últimos meses las piernas se hinchen a causa de la presión que el feto ejerce sobre los vasos sanguíneos. Será bueno mantener las piernas alzadas cuando se duerme. Recuperarán su estado normal después del parto. Pero si, además de las piernas, se hinchan los brazos y la cara, puede ser un síntoma grave; se podría tratar de una gestación con riesgo de aborto o, en casos gravísimos, incluso de muerte para la madre y el hijo. *Niragada* es una tisana que, cuando se toma regularmente, puede prevenir este riesgo.

Insomnio

Por lo general aparece en los últimos dos o tres meses, a causa de la ansiedad y el miedo al parto o por la falta de movimiento al aire libre. Es recomendable dar todos los días un buen paseo y dormir en una habitación bien ventilada. Antes de dormir, conviene tomar un vaso de leche caliente con polvos de *Brami* y azúcar de caña. No hay que tomar nunca somníferos sin supervisión médica.

Ardor de estómago

Se manifiesta aproximadamente una hora después de la comida con un ardor que parte del estomago y llega hasta la garganta. Deben evitarse las comidas grasas y pesadas. Hay que hacer ejercicio al aire libre, tratar de evacuar y beber una taza de *Sukkunir* después de las comidas.

Miedo

Muchas mujeres normalmente dan a luz sin ninguna complicación. A veces es el miedo el que causa dificultades. En el momento de la salida del bebé, el cuello del útero debe alargarse mientras que el resto del mismo se contrae uniformemente, pero el miedo crea tensión, impide a los músculos del útero colaborar y el cuello del útero no se alarga con facilidad. A través de una respiración controlada y la recitación de mantras conseguirá liberarse del miedo.

Hemorroides

Durante los últimos meses de embarazo pueden aparecer las hemorroides a causa de la presión del útero sobre los vasos sanguíneos del bajo vientre. Si se asocian con estreñimiento son muy incómodas; para evitarlas o reducir las molestias, es muy importante evacuar con regularidad, hacer ejercicios de yoga y adoptar una postura correcta. Es beneficioso, además, añadir fibras a la alimentación en forma de fruta, verduras de hojas verdes, etcétera.

Aborto

Algunas mujeres abortan al tercer o al cuarto mes. Para evitar este riesgo, además de seguir todas las precauciones médicas, es mejor no hacer trabajos pesados, evitar los largos viajes, no montar en bicicleta, ni a caballo, ni en motocicleta. Es bueno descansar mucho en la cama y evitar las relaciones sexuales durante los dos primeros meses.

Las señales de riesgo
Hay que acudir de inmediato al médico cuando aparezca alguna de estas señales:
- Hemorragia.
- Cefalea continua.
- Inflamación de la cara y de las manos.
- Imposibilidad de micción.
- Pérdida de la vista.
- Desmayo.
- Dificultad respiratoria severa.
- Vómitos fuertes.

1. *¿Qué hacer contra la flatulencia?*
   Evitar comer en exceso, así como no consumir especias e ingerir poca agua.

2. *¿Qué hacer cuando se advierte ardor durante la micción?*
   Beber mucha agua y consultar al médico.

3. *¿Cómo combatir la inflamación de los tobillos?*
   Sentarse con las piernas estiradas en vez de cruzadas y mover a menudo los dedos pulgares del pie para favorecer la circulación.

4. *¿Y la hinchazón en la cara?*
   La cara puede hincharse en ciertas ocasiones: es mejor consultar con el médico.

5. *¿Cómo cuidar las mamas durante el embarazo?*
   Masajeándolas ligeramente con *ghi-gruta*. Durante los últimos tres meses es mejor hacerlo cada día.

6. *¿Cómo prevenir el aborto?*
   Se puede evitar siguiendo algunas precauciones:
   Evitar esfuerzos físicos excesivos y el agotamiento mental.
   No llevar peso y no practicar deportes violentos ni intensos.
   No tomar medicinas si no es bajo control médico.
   Evitar viajes demasiado largos y no cabalgar.
   Intentar conducir lo menos posible cualquier tipo de vehículo.
   No tomar drogas.

Dieta ayurvédica durante el embarazo

La embarazada debe obtener a través de la comida, de manera apropiada, todos los elementos que garantizarán una adecuada formación y desarrollo del feto y una buena oxigenación de los tejidos, a la vez que le permitirán prevenir los estados patológicos relacionados con el embarazo como, por ejemplo, la anemia.

La dieta debe prever un incremento de los principios nutricionales básicos, para irlos aumentando gradualmente a partir del segundo trimestre para disponer de la adecuada cantidad para el crecimiento incipiente del feto, que absorbe los nutrientes de la sangre materna.

La embarazada debe tener una alimentación equilibrada, y evitar las comidas pesadas, que requieren una larga y pesada digestión. Es importante que todos los principios alimenticios estén presentes: proteínas, grasas, azúcares, sales minerales, vitaminas y agua.

Según el punto de vista ayurvédico, para la alimentación hay que escoger los cinco elementos, los seis sabores y la justa cantidad y calidad de comida de acuerdo con la propia constitución (*Prakriti*).

1. Los alimentos que representan los elementos del aire y del éter (*Vata Dosha*) proporcionan la energía inicial, de la base y del nacimiento. En términos modernos se pueden llamar vitaminas. Éstas son la energía (reacciones bioquímicas) que posibilita todas las acciones del organismo; así pues, expresan la energía *Vata Dosha*. Son indispensables para la regulación y la protección del organismo, para lo oxigenación de los tejidos y la mejora de la circulación; previenen las infecciones, el aborto, las hemorragias y los efectos dañinos de la contaminación; portan salud a la piel y ayudan a absorber el calcio. Para alimentarse correctamente no se deben consumir vitaminas artificiales. Para los elementos aire y éter, las vitaminas se encuentran en la leche, los vegetales de hoja verde, las zanahorias crudas, las espinacas, el arroz integral, los guisantes crudos y secos, la calabaza, en la col, los tomates, las patatas, el perejil, las lentejas, las habas, los huevos, el pescado, el hígado, el aceite de hígado de pescado y el pollo, los cítricos, la fruta fresca, los lácteos, los cereales germinados y el aceite de germen de trigo.

2. Los alimentos que representan los elementos del fuego y del agua (*Pita Dosha*) proporcionan la energía de mantenimiento. Las grasas –azúcares– son la energía de mantenimiento del organismo, y expresan la energía *Pita Dosha*. Producen la energía indispensable para el funcionamiento del metabolismo y para el mantenimiento del organismo; si hay un exceso de energía ésta se almacena como tejido adiposo. Si se toman cereales integrales la asimilación se ralentiza y, en consecuencia, también el almacenamiento en el tejido adiposo; estos alimentos, además, previenen el estreñimiento. En cambio, los alimentos refinados y el azúcar blanquilla se asimilan con rapidez y favorecen la acumulación de tejido adiposo. Quien esté aquejado de una digestión lenta y difícil deberá consumir pan, pasta, arroz blanco, cebada y muesli (mezcla de cereales y fruta seca) refinados, pero quien goce de una buena digestión deberá tomar los mismos alimentos integrales junto a copos de avena y trigo. Hay que evitar el azúcar blanquilla y consumir azúcar de caña, miel y fruta seca.

3. Los alimentos que representan los elementos del agua y de la tierra (*Kapa Dosha*) proporcionan la energía del crecimiento. Las proteínas –sales minerales– y el calcio son la energía del crecimiento del organismo, y expresan la energía *Kapa Dosha*. Las proteínas sirven para producir nuevos tejidos, para construir la estructura; en la embarazada constituyen la placenta, el feto, la glándula mamaria, la sangre, etcétera. La embarazada tiene necesidad de al menos 100 gramos de proteínas al día; las proteínas vegetales son mejores que las animales: en particular la carne puede provocar estreñimiento, intoxicación y picores cutáneos y anales; mientras que las proteínas vegetales no producen estos problemas y, además, los alimentos que las contienen son también ricos en minerales y vitaminas. La leche es el alimento más adecuado para tomar todos los días, ya que contiene todos los elementos necesarios para la salud. Las proteínas están en la leche, el *ghi-gruta,* el queso, el yogur, las legumbres, los huevos, la carne y el pescado.

Las sales minerales se encuentran en las verduras de hoja, la levadura de cerveza, los cereales germinados, las legumbres, la fruta seca, la melaza, el hígado, los huevos, la sal gema y la sal marina. El exceso de sal marina es dañino y provoca hipertensión y retención de líquidos; es mejor usar la sal gema o la sal vegetal, que también contienen hierro. Durante el embarazo también aumenta la demanda de hierro, tan importante como las vitaminas para adquirir fuerza y resistencia, para la formación de los glóbulos rojos y el correcto funcionamiento del metabolismo. El hierro (base de la hemoglobina) se encuentra en los huevos, el hígado, la lechuga, las espinacas, las especias, las coles, las zanahorias, los guisantes, los brócoles y los espárragos. La falta de hierro provoca cansancio, fragilidad y anemia. El calcio sirve para la formación del tejido óseo y del esqueleto, de los dientes, del cabello y de las uñas.

La cantidad de comida debe ser moderada: ni demasiada, ni muy poca. La elección de los alimentos es importante: hay que preferir sobre todo la fruta y la verdura frescas. Es conveniente moderar la cantidad de especias, hierbas aromáticas, limones y cereales de tipo integral.

Hay que poner especial cuidado en la preparación y cocción de los alimentos, sobre todo de aquellos que contienen oligoelementos como, por ejemplo, la fruta, la verdura y la leche, los cuales, si se cocinan de manera inadecuada, sufren un proceso destructivo con pérdida de las propiedades del alimento. La cocción debe ser breve, de manera que no se pierdan los principios vitamínicos.

Manam significa «olor»; actúa preferentemente a nivel energético-digestivo. Los olores son siete: evanescente (éter), balsámico (eucalipto), fresco (menta), dulce (flores), fuerte (musgo), picante (aromático) y pestilente (pútrido); la comida debe ser aromática (el olor proveniente de alimentos especiados), de manera que estimule la producción de enzimas en el interior del estómago.

Gunam significa «calidad del alimento» como pesado, ligero, seco, aceitoso, etcétera. Actúa sobre todo a nivel de estructura. La calidad se expresa en tres tipos de alimentos: *Rajasica* (alimentos estimulantes y energéticos), *Satva* (alimentos puros y ligeros), *Tamasica* (alimentos pesados).

Los alimentos *Satvici* son fundamentales y proporcionan optimismo y salud; son la leche, el *ghi-gruta,* las nueces, los cereales integrales, la verdura, la fruta del tiempo cultivada con métodos naturales, los sabores y los alimentos dulces en pequeñas cantidades.

Los alimentos *Rajasici* son agresivos y perjudican la salud; son la carne, el pescado, las especias, los sabores demasiado amargos, salados y picantes, los alimentos demasiado calientes y los estimulantes como el café y el alcohol, que provocan una actividad excesiva e irritabilidad psicofísica.

Los alimentos *Tamasici* son dañinos para la salud y provocan pesimismo; se trata de las conservas, los refinados, los demasiado cocidos, los no frescos e impuros, en cantidad excesiva, de gusto excesivamente ácido, salado y astringente.

Es aconsejable que la embarazada tome los alimentos *Satvici* y evite los pesados y estimulantes; ella debe ser consciente de su constitución, conocer el poder de su digestión y respetar las propias exigencias. Debe comer poco pero a menudo, digiriendo bien, ya que da fuerza y salud.

Seis sabores

Según el Ayurveda, los alimentos deben contener las cinco propiedades: *Rasam, Viryam, Vipakam, Prabava* y *Dosha.*

Rasam es el sabor del alimento; los sabores actúan principalmente a nivel psíquico y son seis: dulce, ácido, salado, picante, amargo y astringente. La embarazada debe consumir preferentemente los alimentos de sabor dulce y astringente, puesto que ayudan a que se forme y desarrolle el feto.

Viryam es la energía que contiene un alimento; actúa principalmente a nivel de la energía de origen. Hay dos energías que deben estar equilibradas: *Sivam,* catabólica, es decir, calentadora, y *Shakthi,* anabólica, es decir, refrescante.

Karma significa «acción». Las propiedades de los alimentos actúan a nivel de la estructura, de la fisiología y de la psique. La embarazada debe tomar los alimentos anabolizantes.

Vipakam es el efecto del alimento después de la digestión, es decir, el cambio de los sabores después del proceso digestivo. Por ejemplo, por efecto de la digestión:
1. El sabor dulce permanece invariable, es decir, energía fría; en exceso de dulce se manifiesta *Tamasa Guna.*
2. El sabor ácido permanece invariable, es decir, energía caliente; en exceso se manifiesta *Rajasa Guna.*

3. El sabor salado se transforma en dulce, es decir, energía fría; en exceso se manifiesta *Tamasa Guna*.
4. El sabor picante, el amargo y el astringente se transforman en picante, es decir, energía caliente; en exceso se manifiesta *Rajasa Guna*.

Prabava son alimentos que se pueden usar como medicinas y poseen propiedades especiales y curativas. Ejemplos: la miel es dulce pero calienta, el limón es ácido pero refresca, el *ghi-gruta* es graso pero favorece la digestión.

Dosha actúa sobre el equilibrio o sobre el desequilibrio de la energía. Hay tres *Doshas*, es decir, tres energías diferentes que regulan la vida y deben estar en armonía entre ellas: *Vata*, *Pita* y *Kapa*. Esta condición se puede alcanzar también a través de una correcta alimentación equilibrada de acuerdo con la propia constitución individual.

Programa mensual

A continuación se muestra un esquema de programa mensual en el que se indican la dieta y los cuidados que deben seguirse; se aconsejan, además, algunos alimentos indispensables para la embarazada para garantizar un buen desarrollo del feto, para evitar el aborto y las malformaciones. Se utilizan diversos tipos de hierbas cuyas propiedades astringentes evitan el peligro de hemorragias.

Alimentación equilibrada: carne o pescado o legumbres o huevos o queso; verdura fresca del tiempo cocida al vapor, verdura del tiempo cruda; fruta fresca del tiempo, fruta seca y fruta cocida; cereales integrales y blancos; *ghi-gruta* o aceite de oliva o aceite de germen de trigo o aceite de semillas de calabaza; levadura de cerveza.

MES	ALIMENTACIÓN EQUILIBRADA Y DIETA COTIDIANA	ALIMENTO CURA PARA TODOS LOS DÍAS
1.er mes	Alimentación equilibrada + *leche fresca con* Sukkunir *y azúcar de caña*	*Leche con pasta de sándalo,* Virya *y espárragos*

MES	ALIMENTACIÓN EQUILIBRADA Y DIETA COTIDIANA	ALIMENTO CURA PARA TODOS LOS DÍAS
2.º mes	Alimentación equilibrada + leche fresca con Sukkunir y azúcar de caña	Leche con pasta de sándalo, Virya, sésamo, espárragos, rubia cordifolia (Manjista)
3.º mes	Alimentación equilibrada + leche fresca con Sukkunir y azúcar de caña, arroz con ghi-gruta	Leche con pasta de sándalo, Virya, sésamo, espárragos, Hemidesmus indicus (Ananta mool), Callicarpa maerophylla (Priyanga)
4.º mes	Alimentación equilibrada + leche fresca con Sukkunir y azúcar de caña, arroz con ghi-gruta	Leche con pasta de sándalo, Virya, sésamo, espárragos, Hemidesmus indicus (Ananta mool)
5.º mes	Alimentación equilibrada + leche fresca con Sukkunir y azúcar de caña, arroz con ghi-gruta y miel	Leche con pasta de sándalo, Virya, sésamo, piel de granada
6.º mes	Alimentación equilibrada + leche fresca con Sukkunir y azúcar de caña, dulces, arroz con ghi-gruta y miel con yogur	Leche con pasta de sándalo, Virya, sésamo, Tribulus terrestris (Gokshur)
7.º mes	Alimentación equilibrada + leche fresca con Sukkunir y azúcar de caña, arroz con ghi-gruta, miel con yogur	Leche con pasta de sándalo, Virya, sésamo, Cyperus rotundus (Musta)
8.º mes	Alimentación equilibrada + leche fresca con Sukkunir y azúcar de caña, arroz con ghi-gruta y carne de cordero, miel con yogur	Leche con pasta de sándalo, Virya, sésamo, Aegele marmalos (Bilva)
9.º mes	Alimentación equilibrada + leche fresca con Sukkunir y azúcar de caña, arroz con ghi-gruta y carne de cordero, miel con yogur	Leche con pasta de sándalo, Virya, sésamo, regaliz (Madhuka), lavativa con yogur diluido

MES	ALIMENTACIÓN EQUILIBRADA Y DIETA COTIDIANA	ALIMENTO CURA PARA TODOS LOS DÍAS
10.° mes	Alimentación equilibrada + *leche fresca con* Sukkunir *y azúcar de caña y jengibre, arroz con* ghi-gruta *y carne de cordero, miel con yogur*	Leche con pasta de sándalo, Virya, *sésamo, regaliz* (Madhuka), *lavativa con aceite de sésamo. Contra las irritaciones vaginales, introducir trozos de algodón humedecidos en aceite* Basti *y mantenerlos toda la noche durante 5-6 días*

CAPÍTULO V

Una nueva vida

La concepción es la entrada del alma en un nuevo ser, para morar en él hasta que se consuma su destino.

El óvulo, es decir, la parte femenina, equivale a la materia; el espermatozoide, a la energía. Esta última permite plasmar la materia para construir un nuevo ser; del mismo modo los ladrillos, la cal y el trabajo permiten edificar una casa, el encuentro de los dos gametos con sus diferentes funciones construyen un nuevo cuerpo. Cuando está formado, entra el alma y comienza la vida.

El *Ayurveda* sostiene que cuando se genera una nueva vida, ésta contiene informaciones provenientes de los cinco elementos de las entidades que le han dado origen: padre, madre, alma, constitución del feto y destino del alma, que incluye la mente.

Concretamente se ha propuesto la siguiente tabla sobre el origen de los órganos y los tejidos:

Derivan del padre (Pithà)	*El hemisferio derecho del cerebro (la fuerza y la emotividad), el esperma, la sangre, las venas, los huesos, el tuétano óseo, los tendones, los dientes, las uñas, los cabellos, la barba y otras partes duras, etcétera. La calidad depende del estado mental del padre en el momento de la concepción.*
Derivan de la mente	*La pureza, la actividad, la pasividad, el poder de los pensamientos, el poder de la memoria, el sueño, el miedo, la rabia, los celos, la valentía.*

Derivan de la madre (Mathà)	El hemisferio izquierdo del cerebro (la fuerza intelectual), el óvulo, el tejido nervioso, el corazón, el hígado, el páncreas, el estómago, el intestino delgado, el colon, el intestino grueso, los riñones, el aparato urinario, la sangre, el tuétano óseo, el ombligo, los músculos, la grasa, la piel y otras partes blandas. La calidad depende del estado mental de la madre, de las costumbres, del régimen de vida, de la alimentación, desde el momento de la concepción hasta el nacimiento del nuevo ser.
Derivan del alma (Atma)	La conciencia, la inteligencia, la profundidad, la energía, la calidad de los sentidos, la devoción, la desilusión, la compasión, la carnación, el colorido, la alegría, la tristeza, el deseo, el odio, la avidez, la dedicación, el autocontrol, el nacimiento, la duración de la vida.
Derivan de la constitución	La calidad de la estructura, la salud, el carácter, la fuerza de los sentidos, los órganos y la energía.

Defectos congénitos y hereditarios

Si existen defectos congénitos o hereditarios en uno o en ambos futuros padres, lo más inteligente es renunciar a la concepción, ya que aumentaría enormemente la posibilidad de dar a luz un feto con anomalías.

Es importante eliminar las causas que generan las enfermedades hereditarias y congénitas.

El *Ayurveda* aconseja el uso de:
Bhagavati para prevenir las enfermedades hereditarias y *Mrugashrunga basma* para las enfermedades congénitas. Además, sugiere la práctica de un ritual: *Putreshuddhi Yanja*, que consiste en observar una dieta correcta, revisiones médicas y una vida sana.

El aborto, el parto prematuro y el desequilibrio de los tres *Doshas* son las patologías y los defectos que pueden ocasionar la unión de padres portadores (sanos o no) de varias patologías.

Veamos las causas principales que originan frecuentes anomalías en la madre, durante el embarazo, y en el bebé.

Causa	Efecto	Referencia
Karma	Puede causar cualquier tipo de anomalía.	Influencia del destino derivado de las vidas anteriores, si es negativo.
EDAD: inferior a los 25 años para el hombre y a los 16 para la mujer	Falta de desarrollo en el feto, deformaciones, muerte precoz.	La edad ideal se considera por encima de los 25 años para el hombre y de los 18 para la mujer.
EDAD: superior a los 60 años para el hombre y a los 35 para la mujer	Implica una mayor posibilidad de patologías morfológico-funcionales y psíquicas del feto.	Si los padres son portadores de patologías renales, pulmonares, cardiacas o de carácter genético e inmunitario, enfermedades venéreas, hepatitis, etcétera.
Consanguinidad	Transmisión y agravamiento de enfermedades hereditarias presentes en las genealogías de los padres.	El estrecho grado de parentesco entre los cónyuges provoca un empobrecimiento genético progresivo en el feto y una mayor vulnerabilidad física y psíquica.
Enfermedades hereditarias	Anomalías, esterilidad.	Cada patología hereditaria presente en uno o en ambos padres se transmite al feto, incluso una degeneración de los tejidos reproductores.
Sexualidad en posición anormal	Posibles deformaciones del feto.	La posición llamada del «misionero» en la que el hombre está sobre la mujer es ideal para tener una buena descendencia.
Dosha	Desequilibrio de los Doshas, enfermedades y anomalías congénitas.	Cuando ambos padres presentan el mismo desequilibrio en los tres Doshas.

Causa	Efecto	Referencia
Dominio de un Dosha sobre los otros	Transmisión del desequilibrio de los Doshas, enfermedades y anomalías congénitas.	Provoca en los padres un mal funcionamiento de los tejidos generativos.
Desequilibrio de los Doshas en el feto	Defectos relacionados con el desequilibrio de los Doshas, anomalías congénitas.	Dominio de: 1. Vata, defecto: sordera y mudez. 2. Pita, defecto: ceguera.
Insatisfacción de los deseos de la embarazada	Posibles deformaciones, parálisis.	Enfermedades relacionadas con el dominio de Vata.

El crecimiento del feto

El karma contiene todas las informaciones de la vida concebida
(psique, funcionalidad, estructura).
Después de la unión de los dos microcosmos, la nueva vida
(el óvulo fecundado)
se divide en grupos de células y crece según el karma.

Los cinco elementos responsables del desarrollo del feto son:
 ÉTER, procura el espacio para el feto.
 AIRE, divide y aumenta las células.
 FUEGO, digiere los alimentos.
 AGUA, une las células.
 TIERRA, participa en la estructura conectiva.

Fisiológicamente, el feto permanece en el útero con la cabeza hacia abajo y con la cara orientada hacia la espalda de la madre. Está vivo, y de vez en cuando duerme. No respira, no llora, no defeca o expulsa gases y sus funciones fisiológicas las cumple la madre.

El feto se nutre a través del GARBHANADI (cordón umbilical), unido a la APARA (placenta), que contiene la esencia de los jugos nutritivos derivados de la sangre de la madre. El *Ayurveda* establece el siguiente orden de crecimiento, por medios naturales, del feto durante los nueve meses:

Primer mes
- *Kalala*: masa de células en las 24 horas siguientes a la concepción.
- *Budbuda*: entre las 24 horas y los 7 días, el embrión parece una burbuja.
- *Pinda:* entre los 7 y los 14 días, el embrión es decididamente de forma redonda.
- *Kathina*: entre los 14 y los 28 días, el embrión se fortalece ligeramente.

Segundo mes
Los cinco elementos base se fusionan y el embrión se torna más sólido.

Tercer mes
Una parte del feto se estira para formar la cabeza, después las extremidades y también se desarrolla la mente (sistema nervioso central).

Cuarto mes
Todos los órganos se van diferenciando más tarde y se puede escuchar el latido del corazón. El crecimiento del feto produce en la madre deseos de comer y pesadez en los miembros.

Quinto mes
Los músculos y la sangre crecen rápidamente, la espina dorsal se hace evidente, el sistema nervioso central (S. N. C.) continua desarrollándose y aparecen la funcionalidad y la conciencia. La madre se siente más cansada.

Sexto mes
Son ya muy evidentes la cara, la nariz, los ojos, las orejas, el cabello, las uñas, los huesos, los tendones, los vasos sanguíneos, toda la estructura. La madre se siente aún más débil.

Séptimo mes
Todos los órganos y el cuerpo se desarrollan bien; el feto alcanza un estado de plenitud. Los tres *Doshas* comienzan a gobernar las funciones fisiológicas. La madre empieza a estar exhausta. Si el niño nace durante este mes es, sin embargo, prematuro y carece de la plena funcionalidad de los órganos.

Octavo mes
El feto se torna maduro, fuerte, vivaz.

Noveno mes
El feto es completamente maduro en todos los aspectos y está preparado para nacer en cualquier momento durante este mes.

Las células
(Kala)

Kala significa «célula» y cada célula contiene en su interior todas las características de los cinco elementos.

Existen siete tipos de *Kala* básicos que dan origen a los siete tejidos principales y a los diferentes tejidos secundarios (*Upa-dhatus*). Cada tejido contiene los propios *Agni* (enzimas) para metabolizar, producir las heces (*Mala*) y estructurar los *Upa-dhatus*.

Doshas, Kala, Dhatus, Mala están en relación de la siguiente manera:

DOSHAS	KALA Células	DHATUS Tejidos	UPA-DHATUS Tejidos secundarios	MALA Heces
Kapa	Shlesma Kala	Rasa (*fluidos corporales*)	Leche materna, fluidos menstruales, líquido sinovial	Saliva, sudor, lágrimas, orina, fluidos menstruales

DOSHAS	KALA *Células*	DHATUS *Tejidos*	UPA-DHATUS *Tejidos secundarios*	MALA *Heces*
Kapa	Mamsa Kala	Mamsa *(músculos)*	Piel, tendones, vasos sanguíneos y linfáticos, nervios	Mucosidades, cerumen, costras en la nariz
Kapa	Meda Kala	Meda *(tejido adiposo)* Majja *(médula)*	Tendones, líquidos sinoviales, fluidos linfáticos, nervios, grasa	Componentes oleosos de la piel, mucosidad, secreciones oculares, heces
Kapa	Sukra Kala	Sukra *(fluidos generativos)*		
Pita	Raktha Kala	Rakta *(sangre)*	Vasos sanguíneos	
Pita	Pita Kala		Enzimas digestivos	
Vata	Puristhi Kala	Asthi *(huesos)*	Dientes, «filtro» intestinal	Uñas, cabello, pelos, barba

El origen de los órganos
(Dhatus)

Los Dhatus *son el origen de los órganos. El cuerpo humano está formado por siete tipos de tejidos llamados* Dhatus. Dhatu *significa soportar, lo que indica que los tejidos soportan siempre la estructura del hombre.*

Los siete *Dhatus* son:
Rasa dhatu: los tejidos de los fluidos corporales (plasma, linfa).
Raktha dhatu: el tejido sanguíneo.
Mamsa dhatu: los tejidos musculares.

Meda dhatu: el tejido adiposo.
Asti dhatu: los tejidos óseos.
Majja dhatu: el tejido del tuétano.
Sukra dhatu: los tejidos generativos (líquidos seminales).

Estos tejidos juntos forman los diferentes órganos, mientras que el *Sukra Dhatu* está presente en todos los tejidos del cuerpo, como la mantequilla en la leche.

El *Raktha dhatu* (cuadro siguiente) muestra qué *Dhatus* generan los diversos órganos.

DHATU DE ORIGEN	ÓRGANOS FORMADOS
Raktha dhatu *(tejido sangre)*	*hígado, bazo*
Raktha dhatu *(tejido sangre) y (aire)*	*pulmones*
Raktha, Meda, Rasa dhatu *(tejido sangre, grasa, fluidos corporales)*	*órganos abdominales, estómago, intestino, colon, páncreas, etcétera*
Raktha, Rasa, Mamsa dhatu *(tejido sangre, fluidos corporales, músculos)*	*lengua*
Raktha, Meda dhatu *(tejido sangre, grasa)*	*riñones*
Raktha, Mamsa, Meda, Rasa dhatu *(tejido sangre, músculos, fluidos corporales, grasa)*	*testículos*
Rasa, Raktha dhatu *(tejido fluidos corporales, sangre)*	*corazón*
Raktha, Mamsa, Meda dhatu, *(tejido sangre, músculo, grasa)*	*canales corporales, vasos sanguíneos, tendones*
Majja, Sukra Dhatu *(tejido medular, generativo)*	*cerebro, nervios*
Asthi dhatu *(tejido óseo)*	*huesos*

CAPÍTULO VI

El parto

Síntomas del parto

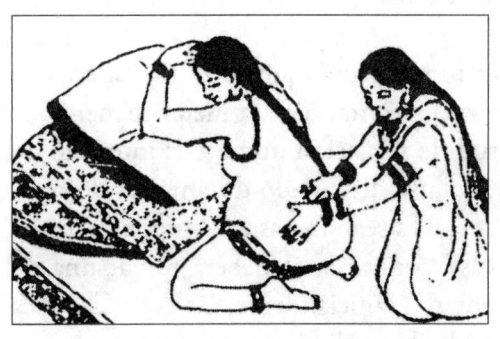

Por tradición, se prepara una casa o una habitación de al menos 30 metros cuadrados para albergar a la futura madre durante el noveno mes de embarazo y las primeras semanas posteriores al parto. Es necesario que este lugar sea cómodo, agradable y que contenga todas las medicinas necesarias para la higiene y el cuidado de su persona como: *ghi-gruta,* miel, aceite, asafétida, ajo, jengibre, pimienta larga india, cardamomo, cálamo, etcétera.

Antes de que la parturienta ocupe estas estancias se celebra en ellas un ritual llamado *Shanti Puja,* pensado para proteger a la madre y al niño. Consiste en encender un fuego sagrado en un brasero.

El parto es una experiencia excitante para la mujer. Vivirá cada uno de sus momentos, tanto los dolorosos como los agradables.

Durante estos instantes, pues, las personas de su alrededor entonan un mantra que, a pesar de su triste melodía, es agradable de escuchar.

El crecimiento del feto en el útero materno necesita aproximadamente 280 días (el parto suele producirse por término medio en un intervalo variable entre los 270 y los 300 días); a partir del décimo mes, el parto puede producirse en cualquier momento.

Durante los últimos quince días, la mujer experimentará un descenso natural del útero que, por otra parte, le permitirá respirar mejor. Sentirá la necesidad de orinar frecuentemente y comenzará a percibir dolores en el bajo vientre y en la zona lumbar.

Durante este período es aconsejable practicar a menudo un ligero masaje a la embarazada: en la pelvis y en la zona lumbar con aceite herborizado y empastes tibios de hierbas como *Othadam*.

La sintomatología que anuncia la proximidad del parto puede resumirse de este modo:
1. Pérdida de mucosidad gelatinosa de la vagina.
2. Endurecimiento del abdomen, acompañado por sensaciones de dolor.
3. Contracciones uterinas frecuentes y dolorosas con disminución del dolor durante el intervalo entre éstas.

Cuando se acerca el parto, es fundamental que la futura madre observe algunas reglas que le permitan afrontarlo de la mejor manera posible, como mantener una actitud de relajación durante el intervalo de las contracciones, evitando así agotarse demasiado durante los dolores.

Es importante que las contracciones sean lo bastante fuertes para favorecer la salida del niño; en caso contrario, se deberá tomar una tisana de heno griego para aumentarlas. Inicialmente, las contracciones tendrán una frecuencia aproximada de media hora entre ellas; después aumentarán poco a poco hasta el momento del parto.

El tiempo necesario para dar a luz varía de una mujer a otra; puede reducirse a una hora o poco más o llegar hasta 12 horas o un día entero. Depende de la frecuencia de las contracciones. Cuanto más se acerca el momento del parto, más se reducirá el intervalo de tiempo entre una contracción y otra, y el dolor será más intenso.

Se pueden identificar 4 etapas sucesivas en el parto hasta su conclusión:

Primera: **Prajaini**
La mujer está cansada y exhausta, con los ojos hundidos; acusa los primeros dolores en el bajo vientre, en la zona lumbar y en la pelvis; las

contracciones son poco frecuentes; siente ganas de evacuar y al orinar, una pérdida de mucosidad gelatinosa vaginal. En este estadio es aconsejable caminar y tomar *Kanji* (arroz cocido con *ghi-gruta*).

Segunda: **Upasthita Prasava**

Se endurece el abdomen y aparecen las primeras contracciones, que se presentan como fuertes cólicos de breve duración (aproximadamente tres o cuatro cada hora); se puede producir una pérdida de líquido amniótico.

Es aconsejable que la embarazada esté sentada respirando profundamente entre una contracción y otra, intentando relajarse para soportar mejor el dolor; debe inspirar frecuentemente ciertos componentes (mezcla de cardamomo, cálamo, *citraka*).

Tercera: **Prajai Shyamana**

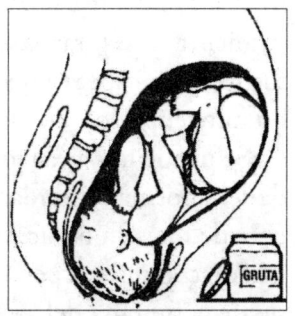

Cuando la cabeza del feto se introduce en la zona pélvica, el dolor es agudo y las contracciones muy frecuentes. En este momento, la embarazada debe sentarse, o estirarse en posición supina, intentando soportar el dolor de las contracciones, que se vuelven cada vez más frecuentes y fuertes, empleando la respiración y la imaginación para relajarse.

Si la cabeza presenta dificultades para salir, se puede masajear la vagina con *ghi-gruta* para que dilate. Si el feto no viene de cabeza, se pueden llevar a cabo determinadas manipulaciones para favorecer la posición de la cabeza. Al mismo tiempo, el padre se concentra en el propio gurú, en Dios, en los 5 elementos, solicitando su ayuda para el parto y su protección tanto para la madre como para el niño; el padre susurra al oído de la esposa estas palabras:

«*Tú eres todas las partes de mi cuerpo…*»

Cuando el canal del útero esté abierto, la embarazada debe empujar con fuerza para favorecer el nacimiento. Después de 5-6 empujones, el feto sale a la luz. Simultáneamente, el padre se concentra en el propio gurú y el *Brahma*, el creador y susurra un *mantra*:

Asato ma sat gamaya (de la ilusión a la verdad)
Tamaso ma joytir gamaya (de la oscuridad a la luz)
Mrutyor ma amrutham gamaya (de la muerte a la inmortalidad)
A…O… M… Shanthi…Shanthi…Shanthi…
(A…O…M…Paz…Paz…Paz…)

Cuando un alma venida a la luz comienza a respirar, el padre susurra continuamente:

«*Yo soy todas las partes de tu cuerpo*» en el oído izquierdo si el bebé es una niña y en el derecho si es un niño.

El recién nacido se presenta húmedo de una sustancia mucosa y de la sangre uterina que lo protegen del ambiente externo y lo nutren por absorción. El color del recién nacido es a menudo azul o gris, pero apenas comienza a respirar aparece su color natural según su constitución. La forma de la cabeza puede ser alargada a causa de las presiones ejercidas durante el parto.

Se puede masajear inmediatamente la cabeza de manera circular para darle la forma redonda, aunque en la mayor parte de los casos la recupera de manera natural dos o tres horas después. Poco a poco, el recién nacido comienza a percibir: abre los ojos, pero es incapaz de ver de cerca; siente la frescura del aire y tiene ganas de respirar, percibe los olores y el gusto y desea entrar en contacto con el pecho de la madre y alimentarse.

Cuarta: **Apara Patana** *(salida de la placenta)*

Normalmente, la placenta sale del útero una hora después del nacimiento. Si su expulsión no se produce de manera natural, la madre puede estimular su garganta para favorecer la tos y facilitar así la expulsión, o bien tomar una tisana a base de cardamomo y jengibre, que le provocará contracciones; también se puede extraer de la vagina con una mano cubierta por un guante esterilizado y lubricado con *ghi-gruta*. Si el parto se lleva a cabo de pie, suele evitarse esta complicación.

Vaitu Kattu

Vaitu Kattu es una larga faja de *Sari*, de algodón, que se usa para envolver el abdomen después del parto, como una especie de ventrera; ayuda a que se detenga la hemorragia y la absorción de aire por vía vaginal, que daría lugar a hinchazón en el abdomen.

Preguntas y respuestas

1. *¿Cómo saber cuándo se acerca el parto?*
   Una semana antes del parto se produce cierta ligereza en el abdomen, debido a que la cabeza del niño se coloca hacia abajo.

2. *¿Es aconsejable el parto sin dolor?*
   No, es mejor vivir la experiencia del parto lo más natural posible, ya que fortalece el alma, la mente y el cuerpo, ayudándolo a soportar y a aceptar el dolor.

3. *¿Durante cuántos días se debe reposar en la cama después del parto?*
   Al menos durante 3 días.

4. *¿Cómo se pueden evitar la flaccidez y la obesidad después del parto?*
   Con ejercicios de yoga y dando el pecho al bebé.

5. *¿Cuál es la mejor posición para el parto?*
   Sentada y agarrándose a un apoyo que se encuentre en alto.

6. *¿Qué debe hacer la madre, después del parto?*
   Debe tomar un vaso de leche caliente con azúcar de caña.

7. *¿Qué dieta debe seguir la madre después del parto para potenciar la producción de leche?*
   Durante aproximadamente diez días tras el parto debe ingerir *Panchaka*, un tipo de pasta que contiene mijo, cebada, azúcar de caña, hinojo, anís, coco o leche.

8. *¿Cómo se puede evitar que el recién nacido padezca de gases, dolor de abdomen o resfriado?*
   La madre puede tomar una infusión de *Rasam*, que contiene: ajo, comino, hinojo, jengibre, etcétera.

9. *¿Qué puede hacer la madre para recuperar su estado normal?*
   Puede tomar regularmente *Virya Prash*, que actúa como tónico, y una tisana de *Niragada*, que purifica.

10. *¿En qué casos es necesaria la cesárea?*
    Cuando el tamaño del niño es excesivo; si se encuentra en una posición anormal; cuando el útero no se contrae lo suficiente para el nacimiento o el canal de salida es demasiado pequeño, entre otras cosas.

11. *¿Cuánto suele durar la hemorragia después del parto?*
    Después del parto, la parturienta tiene una hemorragia durante 3 o 4 horas. Una vez se ha dado el pecho, la pérdida se reduce con la contracción del útero. Durante aproximadamente diez días, la hemorragia es inicialmente de color rojo; después la pérdida se reduce gradualmente y el color pasa a ser primero marrón y después amarillo.

12. *¿Qué debe hacer la madre después del nacimiento del niño?*
    Beber una taza de leche caliente.
    Recibir un masaje con aceite *Vata Thailam*.
    Tomar un baño caliente.
    Exponer el cuerpo al humo de fragancias.
    Fajarse el abdomen y la pelvis con una larga tela de algodón.

13. *¿Durante cuántos días, después del nacimiento, debe estar la madre en reposo?*
    El cuerpo recuperará su estructura normal después de al menos 4-5 días de reposo.

14. *¿Cuándo se pueden tener nuevamente relaciones sexuales?*
    Después de 3 o 4 meses.

15. *¿Cuándo se puede tener otro hijo?*
    Es mejor esperar al menos 3 años.

El recién nacido

Prana

La vida de un nuevo ser se inicia cuando el *Prana* comienza a formar las *Nadis*. El *Prana* es la energía que da origen a la vida. Funciona a nivel de macrocosmos y microcosmos. Al entrar en el ser humano, el *Prana* funciona como energía vital. Se acumula en siete puntos principales, dos situados en la cabeza y los otros a lo largo de la columna vertebral. Fluye por miles de canales llamados *Nadis*; los puntos de intersección de 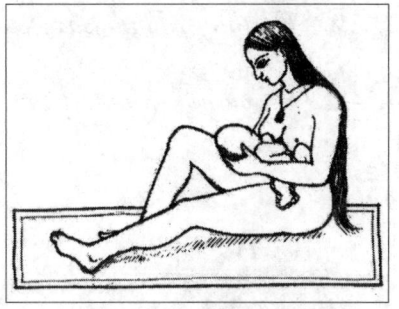 estos canales son los *Varma*. Si se estimula estos puntos, se ayuda al bienestar y al equilibrio; si se bloquean, la salud empeora.

Entendemos la fisiología humana a través del funcionamiento de los chakras, de las *Nadis* y de los *Varma*. De los siete *chakras*, *Sahasrara Chakra* es un campo energético que une el alma individual con el alma cósmica, y se encuentra sobre el cráneo. *Muladhara Chakra* es un campo energético que crea los fundamentos de la personalidad, el placer sexual y la continuidad del destino, y se encuentra en la cavidad pélvica.

Las 12 Nadis *principales*

Brhamma Nadi es el canal principal que une el alma cósmica y el alma individual. Se encuentra dentro de la espina dorsal. *Shankini* y *Kuhu Nadi* son los canales por los que fluye la energía reproductora-sexual, y se encuentran en la cavidad pélvica.

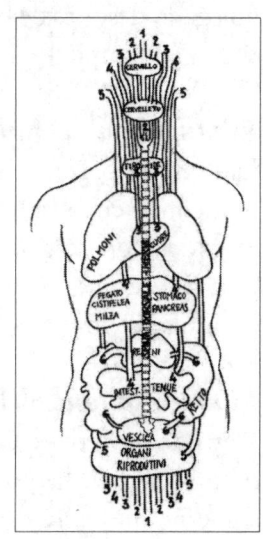

1. *Brahmma Nadi*: la energía del *Brahma* desciende a través de la fuente para ser individuo.
2. *Jiva Nadi*: da vida al alma fluyendo constantemente desde la garganta al corazón, gracias a la respiración.
3-4. *Vajra* y *Citra Nadi*: situados en el interior de la columna vertebral, activan todos los órganos y el sistema nervioso.
5-6. *Ida, Pingali Nadi*: situado a lo largo de la columna vertebral, activa los órganos y el sistema respiratorio.
7-8. *Pusha* y *Gandari Nadi*: activan los órganos y el sistema digestivo.

9-10. *Hasthi* y *Alambusha Nadi*: activan los órganos y el sistema excretor.
11-12. *Shankini* y *Khuhu Nadi*: activan los órganos y el sistema reproductor.

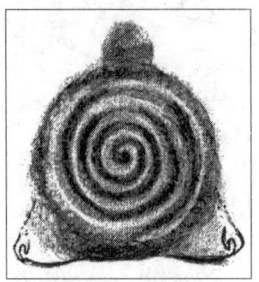 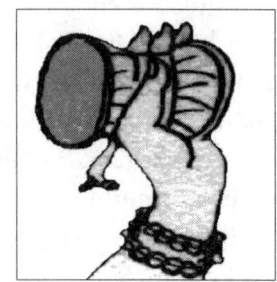

El despertar de la respiración
Cuando el niño viene al mundo, inmediatamente hay que despertar el *Prana* haciendo sonar el *Udukai* (un instrumento musical hecho de piel) o haciendo tintinear metales. De esta manera, se activa su flujo de la vida a través de su respiración y con un gemido. Si esto no ocurriera, se le puede salpicar la cara con agua templada y fría de manera sucesiva.

Eliminación de la mucosidad
La mucosidad se elimina de la boca y de la garganta, suavemente, con una gasa, después de haber lavado la cabeza y el cuerpo del recién nacido con agua templada.

Eliminación del líquido amniótico
Durante el parto, el recién nacido con frecuencia ingiere líquido amniótico, en cuyo caso es necesario eliminarlo. Se sostiene al niño por los pies, dejando colgar la cabeza hacia abajo, y se le mueve con cuidado para favorecer la eliminación del líquido. Si no fuese suficiente, se debe estimular el vómito haciéndole ingerir una mezcla de *ghi-gruta* y sal.

Limpiar la fontanela
Hay que proceder con un especial cuidado: después de haberla limpiado de mucosidad, hay que aplicar *ghi-gruta* y recubrirlo con una gasa de algodón, que refrescará la piel y beneficiará al cerebro.

La constitución *Dosha*

La observación del recién nacido permite entender inmediatamente la constitución en relación a los *Doshas*; el crecimiento hará más difícil el reconocimiento del *Dosha* predominante.

Será de constitución *Vata* si es de cuerpo contraído y tiende a recogerse, semejante a un mono.

Será de constitución *Pita* si es muy rojo, semejante a un tigre.

Será *Kapa* si está hinchado, semejante a una rana.

El masaje

Para corregir pequeñas deformaciones, frecuentes en el momento del parto, o para que se forme correctamente el cuerpo del niño, hay que masajearlo durante 5 minutos.

Hay que realizar una fricción suavemente en sentido circular sobre las siguientes partes del cuerpo: cabeza, cara, cuello, brazos, tórax, abdomen, piernas, espalda, etcétera. Se debe masajear la cara de abajo hacia arriba.

Suministrar un tónico

Para la estimulación de los órganos, debe chupar un tónico *ghi-gruta* (una mezcla de oro, miel, *ghi-gruta*, *Amalaki*, *Vasambu*, *Brahmi*, *Haritaki*).

El oro estimula los chakras: el *ghi-gruta* estimula la digestión; la miel, el corazón; el *Amalaki*, los pulmones; el *Vasambu*, los nervios; *Brahmi*, el cerebro y *Haritaki*, el intestino.

Cortar el cordón umbilical

Cuanto se ha descrito hasta ahora se debe hacer en los brazos de la madre con el cordón umbilical aún intacto, para que el niño se vaya adaptando lentamente al nuevo ambiente. Es ahora cuando puede cortarse el cordón umbilical. Se hace un nudo a aproximadamente 5 centímetros del ombligo y otro a 9 centímetros; después, se corta en el centro de los dos nudos con un cuchillo o con unas tijeras de oro, de plata o de acero. Más tarde se aplica sobre la herida *ghi-gruta* herborizado.

El baño

Después del corte del cordón umbilical, se debe lavar al niño con agua medicada, a la misma temperatura que el cuerpo. Se añade al agua una tisana preparada con leche extraída de un árbol (por ejemplo, de una higuera), hierbas fragantes como el sándalo, *Bala* y *Vetiver,* que tienen propiedades refrescantes, y se le incorpora a la preparación un trozo de oro y otro de plata recalentados, con el fin de armonizar las dos energías, la solar y la lunar. Este baño se toma cada tres días por la mañana.

El humo aromático
Después del baño, hay que exponer al recién nacido al humo perfumado de las hierbas aromáticas.

La administración de líquidos
Hay que darle tres o cuatro cucharadas de agua endulzada con azúcar de caña en un recipiente en forma de concha, ya que tiene la propiedad de producir el sonido del universo (*AOM*).

Sorber la leche materna
Se debe amamantar primero del pecho derecho y después del izquierdo.

Los oídos
Después de haberse alimentado hay que poner una gota de aceite *Karna Tailam* en cada oído (primero el derecho y después el izquierdo) y cubrirlos con una gasa de algodón.

Preguntas y respuestas

1. *¿Cuándo se debe comenzar a darle el pecho al bebé?*
   Lo más pronto posible, aproximadamente una hora después del parto. Antes de amamantar, debe cubrirse la mama con un trapo mojado en agua caliente.

2. *¿Es muy importante que la primera leche proceda del pecho?*
   Sí, es esencial, para transmitirle al bebé la inmunidad contra las infecciones, etcétera.

Amamantamiento y dieta

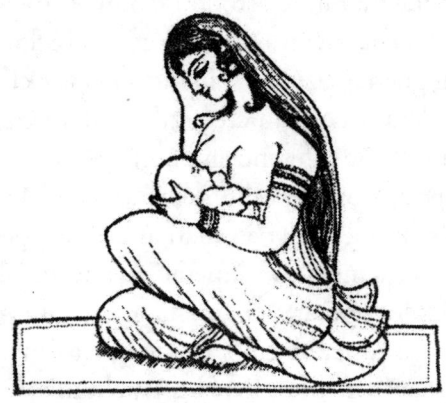

Amamantar al recién nacido, darle el pecho es uno de los momentos más emocionantes. Crea una relación particular e indispensable entre madre e hijo. La leche materna no sólo aporta, para el bienestar de madre e hijo, el alimento, sino también las defensas inmunitarias indispensables en los primeros meses de vida.

Una educación alimenticia correcta durante los primeros años de vida resulta fundamental para la persona, puesto que la acompañará el resto de su existencia.

Durante el primer año, tanto la estructura como el peso del recién nacido aumentan rápidamente, lo que hace necesario y extremadamente importante suministrarle todas las sustancias adecuadas indispensables para su desarrollo.

A estos efectos, la leche materna es fundamental, ya que aporta al recién nacido una nutrición adecuada y un desarrollo equilibrado.

La leche del pecho materno contiene todos los elementos nutricionales indispensables para el crecimiento y el desarrollo del niño: proteínas, grasas, carbohidratos, azúcares, vitaminas, minerales y oligoelementos; posee gran capacidad para adaptarse a las necesidades nutritivas de cada recién nacido y es, además, una barrera defensiva excelente contra las eventuales enfermedades infecciosas que el niño podría contraer en el futuro.

La primera leche segregada por las mamas es una sustancia melosa que contiene muchas proteínas, sales minerales y anticuerpos y que ayuda al niño a crearse una defensa inmunológica propia y a protegerse contra los ataques del ambiente externo; en cambio, la leche de origen animal puede conducir a un desarrollo incompleto.

A los diez días del nacimiento, la leche adquiere fluidez, y su contenido se enriquece en grasas y azúcares, lo que favorece el aporte energético necesario para un desarrollo y un crecimiento lo más sanos posible.

La leche materna debe diferenciarse según el sexo del recién nacido: el varón debe empezar con el pecho derecho y acabar con el izquierdo; la hembra, al revés, y ambos deben mamar de cada pecho aproximadamente diez minutos (es mejor no superar excesivamente este tiempo).

Durante la primera semana, el amamantamiento puede adaptarse a las exigencias de cada recién nacido; después, sin embargo, será necesario establecer una pauta de horarios fijos para darle el pecho.

Desde el nacimiento hasta el primer mes de vida, el niño tomará el pecho seis veces al día a intervalos regulares de aproximadamente tres horas y media cada uno; durante el segundo, el tercero y el cuarto mes lo hará cinco veces al día cada cuatro horas; al final, del quinto mes en adelante, las tomas pueden descender a cuatro, con intervalos de cuatro horas entre ellas.

El amamantamiento es un deber sagrado para la madre, y, así, debe saber cuidar lo mejor posible la acción de amamantar.

Durante el amamantamiento, el entorno debe ser agradable y tranquilo: hace falta crear un ambiente de intimidad entre madre e hijo. La presencia del padre puede ser también, a veces, beneficiosa.

Se puede cantar mentalmente *Om Namashivaya*, visualizando *Panchanga yantra* para armonizar los cinco elementos en el desarrollo del niño; también se puede escuchar música relajante, como música clásica, por ejemplo.

Después del parto, la madre debe mantener un tipo de vida tranquilo, sin cansarse excesivamente, durante un período de al menos tres meses.

También es importante que en este momento particular de su vida la madre mantenga una alimentación equilibrada.

El desayuno es muy importante y debe ser, por tanto, rico en elementos nutritivos.

Hay que evitar la ingestión de fármacos y excitantes, como alcohol, café, té y chocolate. Se desaconseja totalmente fumar.

Mientras se da el pecho no se debe comer, y en las comidas normales no se deben ingerir alimentos con un sabor demasiado intenso.

En cambio, es adecuado tomar habitualmente alimentos que contengan proteínas, grasas, vitaminas y sales minerales, como cereales, huevos (cocinados de manera ligera, por ejemplo, hervidos), carnes (mejor si son ecológicas), *ghi-gruta,* aceite, verdura y fruta.

Cuando da el pecho la madre pierde una enorme cantidad de líquidos que deberá compensar bebiendo mucho (agua, leche, etcétera) para recuperarlos en la medida adecuada.

La lactancia materna no siempre es posible: por ejemplo, en el caso en el que la madre esté afectada por enfermedades graves como el sida, la tuberculosis y la hepatitis vírica, o en el caso de una carencia excesiva de leche.

A veces, la leche materna puede disminuir después que el recién nacido haya mamado una pequeña cantidad. En este y en todos los otros casos en que la leche no sea suficiente, se puede utilizar leche maternizada; la escasa leche materna disponible es mejor administrarla al inicio de la jornada.

Si durante el período de amamantamiento apareciese en el niño cualquier reacción alérgica, la madre deberá autorregularse, con una dieta de la que deberá eliminar alimentos como los huevos, los lácteos y otros.

Otras veces puede suceder que el recién nacido no consiga mamar del pezón. En este caso, debe presionarse el pecho y suministrarle al niño la leche obtenida por medio de una cucharilla o con el biberón.

Crecimiento del bebé

En el crecimiento del niño hay un tiempo para todo. El bebé canaliza siempre todas sus energías hacia el aprendizaje de alguna cosa nueva:

- **Primer mes:** permanece en posición supina y debe ser levantado por los demás.
- **Segundo mes:** vacila y sonríe.
- **Tercer mes:** controla la cabeza y es capaz de fijar los ojos en un objeto determinado.
- **Cuarto mes - quinto mes:** es capaz de girarse sobre el abdomen; reconoce a la madre y barbotea.

- **Sexto mes - séptimo mes:** comienza a permanecer sentado con la ayuda de un soporte; agarra los objetos que tiene a mano; reconoce las manifestaciones de afecto, felicidad, ira, etcétera.
- **Séptimo mes - octavo mes:** empieza a mover todo el cuerpo; camina a gatas (algunos prefieren rodar, otros avanzan con el abdomen sobre el suelo); se pasa los juguetes de una mano a otra.
- **Octavo mes - noveno mes:** empieza a levantarse sobre las piernas y consigue ponerse de pie con la ayuda de todos los apoyos que encuentra.
- **Noveno mes - décimo mes:** se mueve a gatas de manera eficaz y hace progresos al caminar con ayuda de los demás.
- **Undécimo mes - duodécimo mes:** avanza cada vez más en el control de su cuerpo; trata de permanecer estable sobre las piernas; es capaz de pasar con agilidad de la posición estirada a la sentada.
- Cuando se cumple el primer año de vida, alcanza la autonomía de movimientos: es capaz de aguantarse en pie, dar los primeros pasos solo y caminar ayudado por los adultos. Comienza a vocalizar imitando la voz de la madre, etcétera.

Preguntas y respuestas

1. *¿Cuándo se debe iniciar el amamantamiento del bebé?*
   Lo más pronto posible, aproximadamente una hora después del nacimiento.

2. *¿Es muy importante que la primera leche proceda del pecho materno?*
   Sí, es esencial, para aportar al bebé las defensas, la inmunidad contra las infecciones, etcétera.

3. *¿Si aparece dolor en el pecho a causa de una acumulación de leche, qué se debe hacer?*
   Masajearlo con cuidado con *ghi-gruta* y dejar salir la leche, vertiéndola en una taza.

4. *¿Cómo se pueden evitar las grietas en los pezones?*
   Aplicando *ghi-gruta* 2-3 veces al día; no hay que olvidar que debe limpiar antes de amamantar al niño.

5. *¿Cuántas veces al día se debe amamantar?*
   Cada vez que el niño sienta la necesidad de comer, generalmente cada media hora, según su constitución:
   VATA: cada hora u hora y media.
   PITA: cada hora y media o dos horas.
   KAPA: cada 2 o 3 horas.

6. *¿De qué manera reconocemos que el amamantamiento es suficiente?*
   Cuando el niño se adormece significa que ha quedado satisfecho. Después de los tres meses de vida, en cambio, lo muestra moviendo los brazos y las piernas con alegría. Si no tiene bastante, el niño llora e intenta chupar del pecho.

7. *¿Cómo se puede aumentar la leche cuando resulta insuficiente?*
   Una madre que lleve una vida tranquila mental y físicamente, que duerma con regularidad y que siga una dieta adecuada, no debería tener problemas de este tipo. Por ello, el marido y todos los miembros de la familia son responsables de su tranquilidad y satisfacción. En el caso de que se presente el problema, la madre debe dejar que el niño mame hasta el agotamiento de la leche, iniciar una dieta adecuada y evitar la ansiedad y cualquier tipo de nerviosismo.

8. *¿Qué dieta es aconsejable durante el período de lactancia?*
   Se puede tomar la comida normal añadiendo 3-4 vasos de leche y *Virya Prash* (tónico ayurvédico).

9. *¿Qué puede tomar el bebé en lugar de la leche materna?*
   Leche de vaca, leche en polvo, miel o azúcar, agua.

10. *¿Cuál es la posición adecuada para dar de mamar?*
    Se puede dar el pecho al bebé permaneciendo cómodamente sentada o estirada.

11. *¿Es necesario dar de mamar de ambos pechos?*
    Sí, es conveniente que el niño mame de los dos pechos, puesto que cada uno transmite una energía diferente.

12. *¿Durante cuánto tiempo le basta al bebé la leche materna como nutriente?*
    Aproximadamente durante tres meses, transcurridos los cuales, hace falta añadir leche de vaca, agua, caldo vegetal o de cereales, etcétera.

13. *¿Se puede añadir azúcar a la leche de vaca?*
    Sí, porque el azúcar proporciona energía.

14. *¿Durante cuánto tiempo se puede amamantar al bebé?*
    Durante aproximadamente un año un año y medio.

15. *¿Se le puede dar de beber al bebé té, café u otras bebidas excitantes?*
    Es mejor no habituarlo a la ingestión de estas bebidas, ya que dañan los nervios de los dientes, los tejidos, etcétera.

16. *¿Puede el bebé tomar vitaminas?*
    Es preferible que no. Es mejor enseñarle a comer fruta fresca.

17. *¿Durante cuánto tiempo le basta sólo la leche?*
    Hasta los tres meses de vida; después es mejor añadir a su alimentación verdura, arroz, etcétera, con el fin de aportar la cantidad justa de minerales y sales, entre otras cosas.

18. *¿Por qué, a veces, el bebé no tiene apetito?*
    Esto ocurre cuando el bebé, inconscientemente, desea ser el centro del cariño o simplemente de atención.

19. *¿Cómo se debe cuidar el destete del bebé?*
    Después del cuarto mes, la leche materna ya no es suficiente y el bebé debe alimentarse con alimentos vegetales; puede tomar zanahorias y patatas muy cocidas; después, se pueden añadir otras verduras, cada 3 días (es preferible utilizar verduras de temporada), evitando las aromáticas: cebollas, ajo, etcétera.
    A partir del quinto mes se le puede comenzar a preparar caldo de cereales, aunque sin arroz, maíz, tapioca, etcétera.
    Desde el sexto mes podemos añadir la papilla a los cereales: sémola, pastas de sopa, etcétera. Al principio es mejor introducir la pasta de

sopa sólo en la comida del mediodía; después de dos semanas se le puede dar también durante la cena.

En el séptimo mes, también podrá tomar pescados ligeros como la trucha o el lenguado (no, en cambio, los moluscos, etcétera).

Desde el octavo mes, el niño ya puede comer también legumbres sin piel.

A partir del noveno mes puede tomar yema de huevo, cítricos, cereales integrales, tomates, etcétera.

Al décimo mes, puede comer hígado una vez por semana, y cuando haya cumplido un año de edad, puede probar la clara de huevo y la leche entera.

Protección

Hierbas y especias

La habitación que albergue a la madre y al hijo deberá tener unas condiciones higiénicas adecuadas y estar también protegida contra los espíritus malignos. A tal fin, se deben colgar en la entrada hierbas y especias como la albahaca, la asafétida, la mostaza, el ajo, la pimienta larga india o el *neem*. Estas hierbas se pueden sujetar también de la muñeca o el cuello de la madre y del bebé.

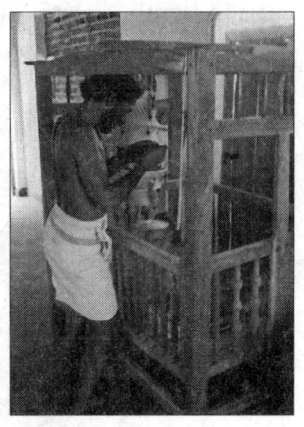

Además, para la protección energética de la madre y el hijo, se usa un cuadro de *Yantra* que se llama *Chakaram*.

Agua con Mantra

En la cuna, cerca de la cabeza del bebé, se dispondrá de un recipiente con agua que habrá sido bendecida por la recitación de *Drusti Mantra* por parte del gurú y de los padres; en los ángulos de la cuna se deben colocar saquitos con hierbas y especias bendecidas.

Yantra *(estructura)*

Para prevenir y proteger al bebé de la energía negativa y del infortunio se prepara un *Yantra*, es decir, una sutil hoja o colgante metálico de oro, plata o bronce sobre el cual está grabado un diagrama de protección que contiene letras, números o figuras que representan sonidos y estructuras potenciales y armónicas llamadas *Yantra*. Protege contra el mal de ojo, las enfermedades y las energías negativas, mejorando la salud y salvaguardando la vida. El *Yantra* debe realizarlo una persona de profunda espiritualidad mediante unos rituales ejecutados un determinado día propicio.

Veda Sadukam
El Yantra *desde la evolución del universo*
La tabla que se muestra (creada en los tiempos védicos) contiene números relacionados entre sí y, de hecho, el universo ha tomado su rumbo a partir de ella. El hombre, desde el inicio de los tiempos védicos, ha recurrido siempre a esta tabla para cualquier cosa: para construir una casa, celebrar un matrimonio, escoger un nombre o curar las enfermedades y alcanzar el bienestar.

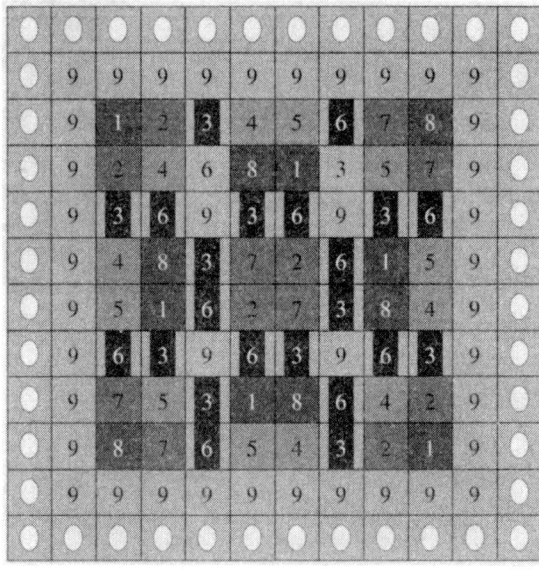

Si se estudia esta tabla se aprenden todas las funciones del universo.

El *Yantra* puede ser benéfico o maléfico. Veamos dos ejemplos de tipos de *Yantra* diferentes.

Hay nueve tipos distintos de *Yantra* numérico que se forman teniendo en cuenta el día de nacimiento de cada persona.

En la primera tabla, la suma de los números es la misma en todas las direcciones; el *Yantra* es equilibrado y corresponde a las personas nacidas en los días 1, 10, 19, 28. Advirtamos que si sumamos entre ellos los números en todas las direcciones, incluso las diagonales, el resultado de la suma es siempre 15: esto establece la armonía y la potencialidad; es, por tanto, un *Yantra* benigno.

En la segunda tabla, la suma de los números no da el mismo resultado en todas las direcciones; el *Yantra* está desequilibrado. Aunque los números no tengan ningún desorden específico, el resultado es siempre diferente: por eso provoca la desarmonía y la debilidad: en este caso es maligno.

La persona de profunda espiritualidad, en cuanto tal, crea siempre un *Yantra* positivo, es decir, benigno. Si realiza los rituales una persona inadecuada, que actuará con profesionalidad, pero sin involucrarse con toda su alma, corre el riesgo de crear un *Yantra* negativo, es decir, maligno.

6	6	6	6	6
6	6	7	2	6
6	1	5	9	6
6	8	3	4	6
6	6	6	6	6

tabla 1

6	6	6	6	6
6	5	7	6	6
6	4	2	8	6
6	9	3	1	6
6	6	6	6	6

tabla 2

Sudarsana Chakram

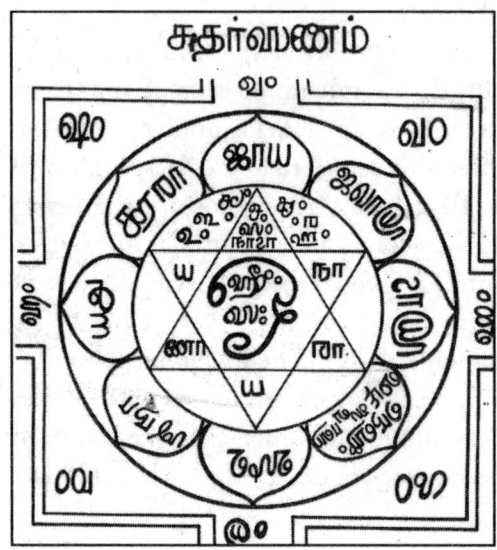

Yantra para la armonía y el bienestar, que se llama *Sudarsana Chakram*. Su mantra es *AOM Hisa Namah*

Cidambre Chakram

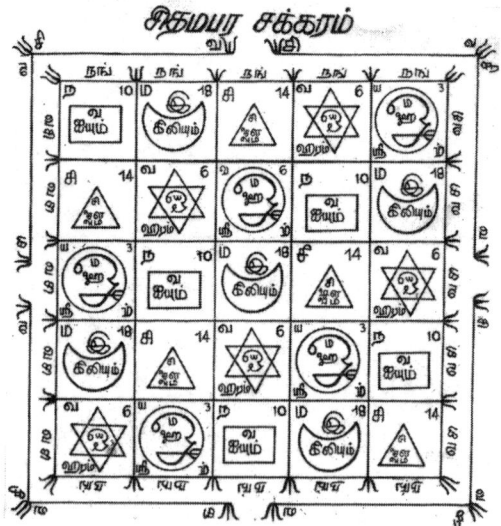

Yantra para la armonía y el bienestar, que se llama *Cidambre Chakram*. Su mantra es *AOM Shivaya Namah*

Sarva Chakram

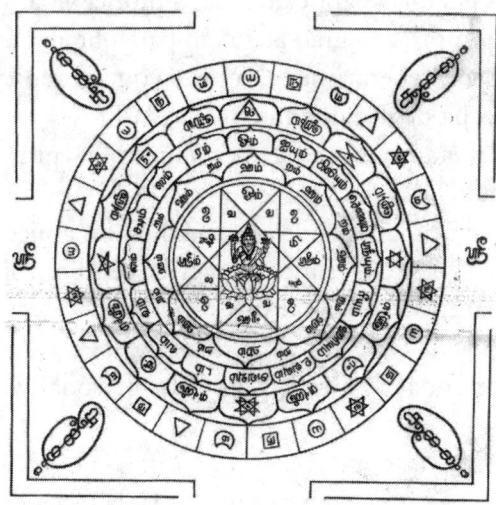

Yantra para la armonía y el bienestar, que se llama *Sarva Chakram*
Su mantra es *AOM Sridevi Namah*

Ritual del crecimiento

El crecimiento es un ritual
Todo el proceso del crecimiento es un ritual. Viene a ser como una escalera formada por muchísimos escalones. En la cultura india, se acostumbra a celebrar un ritual cada vez que se alcanza un nuevo escalón, desde el nacimiento hasta la muerte: en cada acontecimiento importante, como, por ejemplo, la elección del nombre, el matrimonio, etcétera. Esto aporta una gran preparación a la persona, facilita su aproximación a la meditación y su crecimiento interior y exterior en armonía.

Namakarnam
(ceremonia en la que se da el nombre)
Normalmente, al séptimo día, tiene lugar la ceremonia de poner el nombre al recién nacido. Los padres escogen el nombre de acuerdo con la tradición astrológica y numerológica según la fecha de nacimiento.

En mi opinión, el nombre es como un mantra, es decir, una vibración que genera energías para canalizar la propia vida. Así pues, debemos escoger el nombre con gran atención para obtener energía positiva. El nombre del bebé deberá tener el número que proporciona equilibrio y armonía a la fecha de nacimiento.

El nombre deberá ponerse al tercer, quinto o séptimo día del nacimiento. Hasta aquel día:
- Los padres reciben la visita de los parientes, los amigos y de personas honorables y sabias, que, simbólicamente, bendicen al recién nacido.
- Se cantan mantras y se leen textos sagrados.
- Se practica *Shanti Puja* (ofrendas de paz).
- Se realizan ofrendas de arroz y trigo a las personas, y a los animales.

Nombre mantra

De acuerdo con una aportación personal mía, la fecha de nacimiento se puede interpretar de la siguiente manera:
- El número del día de nacimiento representa el cuerpo.
- El número del día de la semana representa la energía.
- El número del mes representa la mente.
- El número del año, mes, día y día de la semana representa el **karma**.
- La suma del valor numérico de las letras que forman el nombre representa el yo.

El valor de las letras es como sigue: la *vocal* es el alma y corresponde al número 1 (uno), y la *consonante* es el cuerpo y corresponde al número 2 (dos). La suma de las vocales y de las consonantes del nombre será el número, que junto con los números de la fecha de nacimiento, proporcionarán el grado de armonía.

Trusti karma *(protección)*

Al final del treintavo día del nacimiento del niño se celebra un ritual propiciatorio para protegerlo contra el mal de ojo. Se hacen ofrendas de paz a las personas, a los animales y a los pájaros.

Jodhisha *(lectura astrológica)*

Después del *Trusti Karma*, se organiza un acto con el fin de conocer el destino del bebé mediante la lectura del horóscopo. Se invita a los parientes, a las personas notables, a las de reconocida sabiduría y a todos los amigos que quieran participar. El astrólogo preside el ritual y lee el futuro que marcará el carácter y la buena y la mala suerte del nuevo ser. Las personas adultas, más expertas, aconsejan a los padres sobre cómo educar al hijo, cómo ayudarle a escoger una carrera e incluso cómo planificar el matrimonio.

Surya chandra Dharsana *(mostrar el Sol y la Luna)*
Después de *Jodhisha*, en un día de buen augurio y después de la ofrenda de paz, los padres muestran al bebé el Sol de buena mañana, y, por la noche, la Luna.

Niskarmana *(primera salida del niño)*
Al cuarto mes del nacimiento, en un día de buen augurio y después de haber tomado el baño y *Shanti Puja*, los padres ponen el vestido nuevo al bebé y lo llevan al templo de familia. Es la primera vez que el recién nacido sale de casa.

Chudakarma *(afeitado del cabello)*
Después de *Niskarmana*, en un día de buen augurio, se lleva al bebé al templo. Después de la ofrenda de paz se le corta el cabello, y sobre la cabeza se le esparce pasta de sándalo. También en esta ocasión, se hacen, además, ofrendas de paz a los pobres, a los animales y a los pájaros.

Karna Vedana *(perforación de los lóbulos de las orejas)*
Después de *Chudakarma*, en un día de buen augurio, se lleva al bebé al templo para perforarle los lóbulos de las orejas. También en esta ocasión se hacen ofrendas de paz a los pobres, a los animales y a los pájaros.

Un orfebre es el encargado de practicar la perforación.

Kreeda Karma *(juguetes)*
Al sexto mes, también en un día de buen augurio, se decora la habitación donde descansa el bebé, mientras los padres cantan este mantra: «Oh, tierra, tú eres la madre y proteges a tu hijo». Se disponen después en círculo varias figuras-juguete elaboradas con harina de trigo, arroz, miel, leche y *ghi-gruta*, que reproducen la forma de animales, de divinidades, de mujeres, de niños, etcétera. Se coloca al bebé en el centro de

manera que mire hacia el este. Según la elección del juguete, se puede interpretar su carácter.

Vastra Karma *(los vestidos tradicionales)*
En un día de buen augurio, y después de *Shanti Puja*, se celebra una ceremonia durante la cual el bebé viste por primera vez el vestido tradicional; se le coloca sobre una piedra mientras los padres rezan para que crezca sano, fuerte y equilibrado.

Upanayana *(enseñanza del mantra)*
A la edad de cinco años, en un día de buen augurio, se visita el templo y al gurú de familia. Es entonces cuando el gurú enseña al niño el *Gayatri Mantra*, que protegerá su alma y le permitirá liberarse de destinos aciagos e iluminar su vida interior desarrollando su espiritualidad. En la India, *Gayatri* es el mantra más famoso, y desde hace más de mil años, lo recitan millones de personas.

> *Gayatri Mantra*:
> *Om bhur buvà svà Tàt savitur vareniam*
> *Bhargo dèvascia dimahi Diò yò nà praciodeat*
> *Aom shànti... shànti... shànti...*
>
> *Meditar sobre el resplandente dios Shiva para concentrar la mente hacia la liberación de los tres mundos, del ego, del apego y de la ignorancia.*

Vidya *(inicio de los estudios)*
Después de haber aprendido el *Gayatri Mantra*, el gurú enseña al niño las letras del alfabeto y cómo saludar a Dios, al gurú y a los padres. Para saludar a Dios se colocan las manos unidas sobre la cabeza; para saludar al gurú se mantienen delante de la cara; para saludar a los padres se mantienen delante del pecho.

Kalyanam *(matrimonio)*
El matrimonio es una ceremonia importante para todos los hindúes ya que se lleva a cabo una primera experiencia de «unión». Se consideran testigos del ritual Dios y los cinco elementos. Los esposos juran que compartirán juntos todos los acontecimientos de la vida: la unión del

cuerpo, de la mente, del espíritu y del pensamiento, tanto en la alegría como en el dolor.

La meta espiritual de cada hindú es alcanzar la unión eterna con el Absoluto (*Brhamma*). Experimentar esta gran unión es el objetivo real de la vida familiar. Marido y mujer deberán compartir todos los sucesos de la vida.

En la vida familiar, llamada *Illaram*, se realiza la experiencia de unión que se transferirá en la vida del *Turavaram*: la vida de la separación para alcanzar la unión eterna.

«*Pagar la deuda*»

La vida de los padres se perpetúa a través de sus hijos. Se establece como una especie de «deuda» entre el hijo y el propio padre, que se transmite de generación en generación como una cadena indisoluble mediante la cual los padres legan a los hijos su esencia.

La vida continúa a través de la procreación y la correspondiente transmisión de «las deudas». Cuando no hay procreación, es posible liberarse de la «deuda» haciendo *Tapas* (renuncias, austeridad, mortificaciones). Los hindúes creen tener al menos doce generaciones de antepasados.

«La unión eterna», según el *Tantra*, se puede alcanzar también en la vida familiar a través de la sensualidad, pero, más allá de usarla para la procreación, hace falta trascender la energía sensual del *Muladhara Chakra* elevándola hacia lo alto, hacia el séptimo *Chakra*.

Régimen de vida

El bienestar dependerá del régimen de vida cotidiano adoptado de acuerdo con la constitución física y la condición general del niño. Los padres deberán educar al niño dentro de un régimen de vida correcto.

He aquí algunas reglas:
1. Levantarse temprano por la mañana, al amanecer.
2. Respetar sin prisas los actos de las purificaciones y fortalecimientos: evacuar; lavarse los dientes, la lengua y la cara y masajear la cabeza con *Pita Tailam*.

3. Tomar una ducha fría.
4. Beber agua a la temperatura ambiente con el estómago vacío.
5. Practicar *yogasana* y el saludo al sol para despertar el cuerpo.
6. Meditar y recitar mantra o una oración para descargar la mente de cualquier tensión.
7. Practicar, cada mañana, la contemplación meditativa de algún objeto de buen augurio.
8. No desayunar. En caso de desearlo vivamente, hacerlo una hora más tarde del momento de levantarse.
9. Lavarse las manos antes de tomar las comidas y comer tranquilamente, masticando bien. Después de comer, lavarse la boca y los dientes.
10. No dormir nunca durante el día y por la noche acostarse pronto.

Dientes: lavarse los dientes con *Rasa danti* (dentífrico ayurvédico) y masajear las encías con aceite *Jiva Tailam* (*Tailam* significa «aceite herborizado»).
Lengua: usar el limpialenguas rascando suavemente.
Nariz: inhalar dos gotas de aceite *Nasika Tailam* o *Anu Tailam* todas las mañanas y masajear las mucosas internas con el dedo pequeño.
Ojos: poner dos gotas de aceite *Netra Tailam* en cada ojo una vez a la semana y masajear delicadamente los párpados. Tomar *trípala, ghi-gruta* antes de acostarse: es un tónico para los ojos.
Oídos: poner una gota de aceite *Karna Tailam* una vez a la semana en cada oído y masajear.
Voz: chupar por la mañana y por la noche trozos de regaliz puro.
Garganta: hacer gárgaras con agua o leche o aceite *Jiva Tailam*.
Boca: masticar semillas de cardamomo, comino e hinojo justo después de haber comido.
Ducha o baño: lavarse todos los días con agua a temperatura ambiente. En invierno, el agua debe ser fría para la cabeza y templada para el cuerpo; en vez de jabón usar *Kaya Podi* (jabón ayurvédico en polvo).
Puja: después del baño liberar la mente de cualquier tensión recitando el mantra, orar y meditar.
Cabellos: aplicar aceite *Pita Tailam* y masajear la cabeza regularmente.
Cara: aplicar crema *Pita* sobre la cara.

Piel: aplicar *Vata Tailam* o crema *Vata* o *Pita Tailam* sobre el cuerpo.

Sueño: antes de acostarse, lavar y masajear los pies con aceite *Sandana Tailam* y aplicar una gota de aceite *Sandana* sobre las uñas.

Masaje: practicarlo regularmente durante más o menos 20 minutos con *Tailam*. Por la mañana se masajea la cabeza, a última hora de la tarde la espalda y por la noche los pies.

Juegos: preferiblemente al aire libre y con otros niños para ser sociables.

Estudio: estudiar con regularidad, leer biografías de sabios y poemas de la cultura propia.

Hobbies: dibujar, cantar, pintar, etcétera.

Educación: hay que entrenar a los hijos desde pequeños, tanto en la defensa, como en la tolerancia personal; enseñarles a afrontar los cambios de la vida (éxitos y fracasos, caliente y frío, dolor y alegría, etcétera), y a no combatir con los otros, sino a controlarse y a luchar con uno mismo.

Rasayana: tomar un tónico como *Virya*, un tónico *Rasayana* todas las noches antes de acostarse, desde los primeros días de vida, para mejorar los tejidos.

Preguntas y respuestas:

1. *¿Por qué es necesario que el bebé duerma junto a la madre?*
   Porque acelera el crecimiento del recién nacido.

2. *¿Por qué, y cuántas veces se puede despertar el bebé durante la noche?*
   Las causas que inducen al bebé a despertarse son diversas:
   El hambre, estar mojado, tener frío o calor, o incluso por costumbre. Durante las 2-3 primeras semanas, se despierta a menudo cada 3-4 horas, tanto durante el día, como por la noche, y vuelve a dormirse fácilmente después del amamantamiento o después de haberlo secado.
   Superada la tercera semana, se suele despertar 2-3 veces por noche; después de 3-4 meses se despierta muy pronto por la mañana y, después del quinto mes, generalmente duerme toda la noche.

Duración de la vida

El primer período de crecimiento del niño abarca desde la vida fetal hasta los 20 años. Durante este ciclo domina *Kapa Dosha*. De los 20 a los 30 años se completa el crecimiento. De los 30 a los 40 se accede a la madurez: la persona alcanza la máxima fuerza física, psíquica y energética; los sentidos gozan de plena vitalidad, del mismo modo que la vida sexual; la memoria es aguda y la vida adquiere dignidad y potencia. En este período se tiene un predominio de *Kapa* y *Pita Dosha*.

Después de los 40 años, comienza lentamente la decadencia y empieza a dominar *Vata Dosha*. Durante la tercera edad, todas las funciones vitales disminuyen: la fuerza y la energía se debilitan poco a poco, los ojos pierden visión, el cabello encanece, la piel tiene arrugas, los músculos pierden tono y se debilitan.

Si una persona se somete regularmente al tratamiento *Rasayana* puede atenuar los síntomas de envejecimiento y mantener un aspecto juvenil durante mucho tiempo.

Tabla indicativa de la evolución de la vida

Edad	*Niños* hasta 16	*Jóvenes y adultos* de 17 hasta 50	*Ancianos* después de 70
Dosha	Kapa	Pita	Vata
Cuerpo	delicado	fuerte y robusto	débil
Tejidos	buenos	fuertes	débiles
Digestión	buena	máxima	débil
Potencia sexual	nula	máxima	débil
Fuerza	incompleta	máxima	poca
Cansancio	no lo soporta	lo soporta bien	lo soporta poco
Energía	máxima	discreta	débil
Rabia	dura poco	dura mucho	dura mucho
Valor	poco	mucho	poco
Creación	máxima	escasa	escasa
Mente	inmadura	madura	degenera

Memoria	poca	máxima	decae
Inteligencia	poca	mucha	débil
Comprensión	discreta	máxima	poca
Elocución	poca	máxima	escasa

Naturaleza masculina y femenina

Una característica de la naturaleza femenina es ser generalmente superior a la masculina, en cuanto la mujer debe enfrentarse al embarazo y criar a los hijos.

	Masculina	Femenina	Ventaja femenina
Estructura	robusta	fina	mayor longevidad
Constitución	pesada	ligera	soporta bien las dificultades
Canales del cuerpo	normales	más largos	menos problemas coronarios
Dominio de los tejidos	muscular y óseo	líquido, graso y regenerativo	calma y suavidad
Tejidos nerviosos	normales	de calidad superior	tranquilidad
Tejidos regenerativos	normales	de calidad superior	permiten la maternidad
Voz	ruda	dulce	atractiva
Índole	activa	paciente	calma
Adaptación	escasa	buena	aceptación
Energía de defensa	normal	superior (por tener que afrontar las menstruaciones y el embarazo)	combate mejor las enfermedades

Alimentación

Reglas generales para todos
Hay que controlar el aspecto de la lengua, porque nos indica el estado de salud. Los alimentos de los niños deben ser nutritivos y fortalecedores. Éstos deben tomar regularmente comida dulce con *ghi-gruta*. La dieta debe atender a la constitución física y a la condición general del niño y adaptarse a las estaciones.

En invierno, la comida debe ser picante y astringente y de calidad caliente, seca, nutritiva. El aceite debe tomarse con moderación. Está indicado el consumo de legumbres.

En primavera, la comida debe tener sabor dulce y ácido; debe ser de calidad ligera y en cantidad controlada. Hay que consumir fruta y verdura.

En verano, la comida debe ser dulce, amarga y ácida; de calidad ligera, líquida y en cantidad moderada. Hay que tomar *ghi-gruta, muor* y ensalada todos los días.

En otoño, debe tener sabor ácido y salado; debe ser caliente y en cantidad controlada. Son adecuados el pescado, las patatas y los tubérculos. Cuando aparecen malestares debidos a las toxinas, es aconsejable el ayuno.

En la ingestión de alimentos, hay que tener en cuenta tres aspectos importantes:
1. La justa cantidad.
2. La justa calidad.
3. La justa combinación.

Normalmente, no debe ser excesiva: la cantidad debe corresponder a las dimensiones de dos puños del sujeto colocados en la zona del estómago, y distribuida de este modo:
1. Una tercera parte de comida sólida.
2. Una tercera parte de líquido.
3. Una tercera parte vacía.

El agua de lluvia es óptima para beber, siempre y cuando se hierva y se deje enfriar. Para favorecer la digestión, se puede también tomar templada y aromatizada. Cuando el agua hierve se vuelve más ligera y, en consecuencia, más digerible. Fluye con más libertad por los canales del cuerpo, sin acumularse en los tejidos.

Para las embarazadas y los niños es aconsejable beber agua templada. En cambio, para las constituciones *Pita Dosha* es mejor el agua fría.

El niño delgado, al tener la piel seca, deberá beber agua después de la comida.

El niño obeso deberá tomarla antes de la comida, lo que contribuirá a que no coma demasiado.

La justa cantidad
La comida en el estómago debe tener espacio suficiente para un movimiento libre y fácil. Si el estómago está demasiado lleno, el movimiento de los alimentos es lento y dificulta la digestión. Comer en exceso debilita poco a poco el poder de la digestión.

No se debe beber agua, ni inmediatamente antes ni justo después de la comida, porque ésta reduce el fuego gástrico, pero un niño de constitución *Pita Dosha* puede hacerlo; en cambio, los tipos *Vata* y *Kapa Dosha* deberán evitarlo.

La justa calidad
La comida deberá ser fácilmente digerible, fresca, agradable y equilibrada, y deberá contener los seis sabores.

Durante la comida, hay que permanecer serenos y gozar de los alimentos.

Los alimentos y los líquidos no deben tomarse demasiado calientes para no aumentar *Pita Dosha*.

La comida no deberá estar demasiado fría porque favorecería las molestias típicas de *Kapa* y *Vata Dosha*, como dolor de cabeza y dolor de garganta. Además, debilitaría el poder digestivo.

La justa combinación
No debemos mezclar los alimentos que requieren una digestión larga, como las proteínas y las grasas, y los de digestión rápida como el almidón y las verduras cocidas. Es mejor comerlos por separado y dejar un tiempo para la digestión entre un plato y otro. La fruta, especialmente, se debe consumir sola.

Si se quiere mezclar alimentos, es necesario seguir algunas reglas:
1. Comenzar con el sabor ácido, que favorece el fuego gástrico (ensalada, verduras crudas).
2. Añadir después los sabores picantes y astringentes, que ayudan a la digestión.
3. Proseguir con el sabor dulce, que genera la sensación de saciedad (proteínas, grasas).
4. Concluir con el gusto amargo, que aporta ligereza y favorece la digestión (tisana aromática).

El yogur es una comida pesada y no hay que tomarlo por la noche.
La fruta de sabor ácido (cítricos) está más indicada por la mañana.
Los alimentos proteicos como la carne, el pescado, las legumbres, la verdura, etcétera, aderezados con sabor picante, se consumirán durante la comida del mediodía.
La cena debe ser ligera, a base de almidones como pasta y arroz, verduras aderezadas con algo dulce.
Después de la comida del mediodía, hay que reposar, mientras que después de la cena es aconsejable caminar.

Tres *Gunas* en la comida
1. La comida *Satvico,* como la leche, la fruta, el *ghi-gruta,* las verduras, el arroz, el trigo, etcétera, aporta serenidad y calma.
2. Los alimentos *Rajasico,* como las especias, la carne, la comida demasiado caliente, seca, de sabor ácido, etcétera, provoca ambición, emoción y excitación.
3. La comida *Tamasico,* como las conservas, los alimentos no frescos, pesados, fermentados, etcétera, provoca avidez y pereza.

Las enfermedades tienen su causa en una acumulación de toxinas y/o un desequilibrio de los *Doshas* en los tejidos.
Según el tejido afectado, se interviene administrando aquellas medicinas que destruyen las toxinas y corrigen los *Doshas*.
Los fármacos se seleccionan por la afinidad entre los principios activos del producto y las moléculas (*Kala*) de los tejidos.
Es importante variar los alimentos a menudo. En una semana, se puede cambiar de comida cada día (un día arroz, otro arroz integral; un

día trigo, otro trigo integral; un día avena, otro maíz). No debemos comer las mismas cosas a menudo porque, debido a la contaminación del planeta y a las sustancias químicas empleadas en los cultivos, podríamos introducir demasiadas sustancias dañinas que pueden ser la causa de debilitamiento y enfermedad. Si el cuerpo recibe estas sustancias de vez en cuando, desarrollará una capacidad natural de adaptación.

La calidad de la comida varía según la constitución física de la persona. Para cada una hay unos alimentos más o menos indicados, tal y como se especifica en las tablas siguientes.

Para la constitución Vata

Alimento	Adecuado	No adecuado
Agua	caliente y templada	fría
Lácteos	leche, yogur, ghi-gruta	muor
Dulces	miel, jaggery	azúcar
Fruta	con pulpa, como el mango, el plátano	fruta con un alto contenido en agua como el melón
Fruta seca	almendras, pistachos	cacahuetes
Verdura	caliente, cocida	cruda
Legumbres	lentejas negras	las otras legumbres, las semillas
Cereales	arroz, grano, sésamo	integrales
Carne	pollo, pavo, buey	cordero
Grasas	ghi-gruta, aceite de sésamo	aceite de coco
Especias	especias picantes con dulces (ajo, asafétida, jengibre)	especias picantes, secas (guindilla)
Hierbas	haritaki	
Calidades	oleosa, suave	fría, seca
Sabores	dulce, ácido, salado	astringente, picante

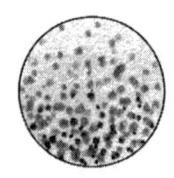

Para la constitución Pita

Alimento	Adecuado	No adecuado
Agua	*fresca, templada*	*caliente*
Lácteos	*muor, leche, mantequilla, ghi-gruta*	*yogur*
Dulces	*azúcar*	*jaggery*
Fruta	*uva, plátano, limón, manzana, granada, melón*	*no madura*
Fruta seca	*coco, almendras*	*cacahuetes*
Verdura	*refrescante, cruda, patatas*	
Legumbres	*soja verde, lentejas rojas*	*otras legumbres*
Cereales	*refrescantes como el arroz*	*calientes como el trigo*
Carne	*cordero, pescado*	*pollo*
Grasas	*aceite de coco*	*aceite de mostaza*
Especias	*especias dulces (cardamomo, cilantro)*	*especias picantes (ajo, guindilla, pimienta, jengibre)*
Hierbas	*amalaki*	
Calidades	*fresca*	*caliente*
Sabores	*dulce, amargo, astringente*	*picante, ácido, salado*

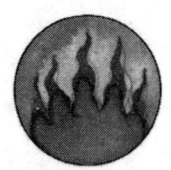

Para la constitución Kapa

Alimento	Adecuado	No adecuado
Agua	caliente o templada	fría
Lácteos	ninguno	todos
Dulces	miel	azúcar, jaggery
Fruta	limón, pomelo, kiwi	frutas dulces
Fruta seca	toda	cacahuetes
Verdura	cruda, zanahorias, brócoli	patatas
Legumbres	garbanzos, soja verde	otros tipos
Cereales	avena, integrales	arroz, trigo
Carne	de animales que vuelan o corren veloces	cerdo, buey, pescado
Grasas	aceite de sésamo y mostaza	otros tipos
Especias	todos los tipos	
Hierbas	bibitaki	
Calidades	ligera, seca, caliente	pesada, fría
Sabores	picante, astringente	salado, dulce

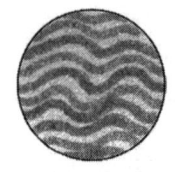

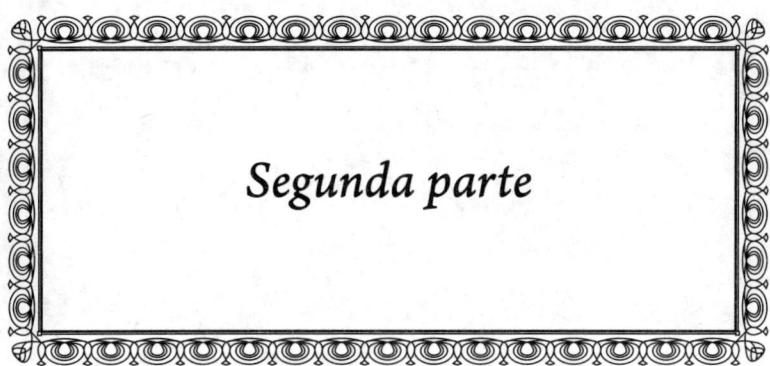

Segunda parte

CAPÍTULO I

El tratamiento

Relajación para la embarazada
(Yoga Nidra)

La embarazada debe dedicar una pequeña parte de su tiempo a la práctica del yoga, el *Abyangam*, el automasaje, ejercicios físicos y de respiración, la meditación y el canto de los mantras, que la ayudarán a mantenerse saludable con felicidad y energía.

Si está en forma física y emotivamente, la madre consigue llevar a cabo con más facilidad los cuidados necesarios para el bebé, adaptándose a su nuevo papel, sin caer en la ansiedad ni en el agotamiento. De hecho, el parto requiere un gran desgaste físico que se compensa con una enorme alegría psíquica.

Es importante que la futura madre encuentre tiempo para cuidar de su propio bienestar con el fin de estar preparada para afrontar las dificultades que vendrán después del nacimiento del bebé.

Yoga Nidra

Durante la noche soñamos para satisfacer los deseos que no conseguimos complacer durante el día. Participamos pasivamente del sueño, ya que no podemos controlarlo. En el *Yoga Nidra*, a través de la visualización, tenemos la posibilidad, mediante la mente, de controlar los sueños de manera consciente y de complacer nuestros deseos.

Yoga Nidra se puede seguir de diferentes maneras. *Nidra* significa «dormir», pero haciendo referencia a un sueño consciente, del que se percibe cada momento y se goza con el cuerpo y con la mente. Se alcanza un punto en que el cuerpo está completamente relajado y la mente despierta, pero relajada, además de tener el alma en plena beatitud. Es aconsejable practicarlo veinte minutos como máximo y mantener viva la conciencia.

Práctica

Hay que estirarse en posición supina y abandonarse completamente: la espalda y la cabeza deben mantenerse erguidas y el cuello y la columna vertebral estirados. Hay que intentar que la espalda y la parte lumbar estén pegadas al suelo, los brazos estirados a los lados del cuerpo, las palmas de las manos hacia arriba, y las piernas ligeramente separadas, dejando caer los pies hacia el exterior. Se deben cerrar los ojos y advertir cómo el cuerpo cede, se sumerge en el suelo y permanecer con la mente alerta.

Ahora, se deben advertir conscientemente las partes del cuerpo: la mano derecha, la muñeca, el antebrazo, el brazo, el hombro, el costado derecho, la nalga, el muslo, la rodilla, la pantorrilla, el pie, los dedos. A continuación, la parte izquierda: la mano, el pulso, el antebrazo, el brazo, el hombro, el costado izquierdo, la nalga, el muslo, la rodilla, la pantorrilla, el pie y los dedos. Hay que sentir la columna vertebral, toda la espalda, la zona pélvica y genital, los glúteos, el abdomen, el pecho y las mamas, la espalda, el cuello, la nuca, toda la cabeza, la frente, la cara, las mejillas, las sienes, el espacio entre las cejas o tercer ojo, los ojos, la nariz, las orejas. Hay que escuchar el silencio interior como un sonido bellísimo y muy agradable.

Se debe espirar profundamente, preparándose para hacer un viaje al interior del cuerpo, escuchar la respiración, su ritmo natural. Dejarse acunar e ir penetrando dentro de uno mismo. Dejarse llenar de paz… De amor… De armonía… De ligereza… De plenitud… Y siempre con la sonrisa en los labios.

Dejemos que la mente flote en todo el cuerpo… Podemos escuchar los pies… Percibir sólo los pies y las manos, absorber la energía cósmica con todo el cuerpo, como la ola del mar que moja toda la playa…

Ahora, la energía cósmica llena todo el cuerpo, como el agua nutre el árbol fluyendo desde las raíces. Dejemos fluir esta energía cósmica por todo el cuerpo como una flor de magnolia, que cuando se abre desprende su perfume maravilloso, o como un río cristalino de montaña que fluye continuamente... Imaginemos que la energía cósmica transforma todo el cuerpo, como el sol en el crepúsculo transforma su energía en un bellísimo color... Saboreemos la energía cósmica en todo el cuerpo a semejanza de la mariposa, que goza del néctar oculto en la flor de plátano.

Esta energía es la del universo, que entra y sale con el aire que se respira. El cuerpo es como un vaso que separa el aire exterior del interior. Cuando no hay vaso, la energía se vuelve un todo con la naturaleza, con la energía del cosmos.

Sentir la libertad de ser...

Sentir el corazón... Su tierno latido... Sentir el pecho... La bellísima armonía del movimiento de la respiración... Sentir los pies y las manos... Los brazos y las piernas... Y todo el cuerpo... Percibir un renacimiento, la relajación, el rejuvenecimiento y el aumento de la energía... Mover lentamente manos... Pies... Brazos... Piernas... Cabeza.

Extender libremente todo el cuerpo... Girarse libremente a derecha e izquierda. Prepararse para levantarse poco a poco, para un nuevo día.

Visualización imaginaria

Se puede conseguir la relajación a través de la visualización de determinados «viajes» imaginarios que se deben escoger oportunamente a partir de la propia constitución y la condición psico-física.

Si en la embarazada predomina *Vata Dosha*, la técnica a adoptar será *Anti Vata*, es decir, la visualización de algo sólido, estable y firme, como, por ejemplo, una montaña.

Si predomina *Pita Dosha* (tendrá agitación, nerviosismo y exceso de calor), necesitará la técnica *Anti Pita*, es decir, la visualización de algo fresco como el agua, un río, una cascada, etcétera.

Si predomina *Kapa Dosha* (se sentirá fría y apática), se adoptará la técnica *Anti Kapa*, visualizando algo que tenga luz y calor, como el fuego o el sol.

Práctica

La práctica de la relajación es común a las tres técnicas. Estirarse en posición supina en el suelo sobre una alfombra, o bien sentarse sobre un cojín cómodo. Hay que concentrarse en la percepción de la parte posterior del propio cuerpo, que está en contacto con el suelo o con el cojín, partiendo de los pies para llegar a la cabeza (talones, pantorrillas, muslos, glúteos, espalda, hombros, brazos, manos, cuello y nuca).

Después, percibimos la parte anterior del propio cuerpo, que está en contacto con el aire, siguiendo la misma secuencia anterior.

Se prosigue con la percepción de los órganos internos de la cavidad pélvica, de la abdominal, de la torácica y de la garganta, para acabar con el cerebro en la cavidad craneal.

En este punto se comienza a sentir el agradable flujo de la sangre. El corazón late tranquilo. Los pulmones respiran con calma. Se advierte un calor dulce, una fuerte energía, una sensación de alegría, de felicidad; una profunda relajación y una intensa luminosidad.

Relajación según los Doshas

Relajación Anti Vata

Consiste en la visualización de un viaje que dura diez minutos y que se debe realizar en posición supina y relajada. Conlleva estabilidad y tranquilidad en caso de nerviosismo y agitación.

Debemos imaginarnos que estamos en un bellísimo bosque muy denso, con castaños, pinos y abetos altísimos y majestuosos. La vegetación es exuberante de plantas de todo tipo y de flores con formas y colores bellísimos. La luz del día se filtra entre las ramas y crea por todas partes juegos de luz plateada y de colores brillantes.

Imaginemos que estamos escuchando los sonidos y los ruidos mortecinos del bosque, ya que de este modo la mente se calma poco a poco.

Luego, empezamos a caminar sobre el musgo y sobre las piedras, oliendo el aroma penetrante de las flores, y el dulce y picante de setas ocultas. Es cansado, pero debemos subir. Gradualmente, el bosque se va espaciando, los árboles parecen más distantes unos de otros, la luz es más intensa y el aire más fresco.

Llegamos ante un roble solitario, majestuoso y robusto. Sus raíces se hunden profundamente en la tierra para buscar alimento. Es como una madre, como un refugio. Descansamos allí unos instantes bajo sus ramas, que parecen inmensas, y respiramos profundamente, admirando el paisaje.

En el horizonte, se vislumbran montañas lejanas. Desde donde nos encontramos se ve el bosque que acabamos de atravesar; más abajo, el valle, algunas casas dispersas y una iglesia de la que proviene un sonido de campanas que apenas se percibe.

Reanudamos la subida: el aire se vuelve cada vez más enrarecido y se respira con dificultad. Ya no hay árboles: el paisaje es rocoso, con alguna que otra mancha de verde y unas pocas flores aquí y allí.

Mientras ascendemos con esfuerzo, el aire que penetra en la nariz es cortante, hace brecha en el corazón y en el cerebro. Ya casi llegamos a la cima de la montaña: el corazón late con fuerza y la mente está serena. Sopla una leve brisa que nos balancea ligeramente. Delante, vemos el horizonte infinito donde todo es uniforme, indistinguible. Durante algunos minutos, respiramos profundamente, saboreando la gran paz de la cima de la montaña, una serenidad que invade el corazón y la mente. Ahora podemos descansar.

Relajación Anti Pita

Este viaje dura también diez minutos y conlleva frescura y tranquilidad. Contemplamos un lago basto y calmado, de un color azul oscuro y verde, con algún nenúfar flotando en la superficie. Los árboles que lo circundan se reflejan en el agua, y el cañaveral de la orilla oscila mecido por una brisa fresca que nos trae un aroma dulce.

Cerca, un río desemboca en el lago. El agua es fresca y cristalina. Comenzamos a remontar el río lentamente, observando el agua que resbala sobre las rocas, transportando alguna ramita partida y hojas.

A medida que subimos, la corriente se torna más viva y alegre, y el murmullo mortecino del agua se hace cada vez más audible. El río se estrecha gradualmente hasta transformarse en arroyo. El fondo cubierto de guijarros, iluminado por el sol, brilla con mil colores a través del agua, cada vez más transparente. Sentimos deseos de saborear su frescura: uno se arrodilla y, sumergiendo el rostro, bebe. El agua fresca desciende por la garganta y llega al estómago. Durante algunos minutos saboreamos su frescura, que se extiende por todo el cuerpo.

Después, seguimos remontando el arroyo. El aire es diferente, con el perfume de las rocas mojadas y el musgo. El agua fluye como si cantara alegremente y, mientras subimos, su rumor aumenta de intensidad poco a poco.

Ahora escuchamos un estrépito. Detrás de un saliente rocoso, descubrimos, emocionados, una cascada envuelta en los vapores de millones de gotas de agua. No se adivina el inicio, parece provenir del cielo; es mágica y fresca. Nos colocamos bajo el agua fresca, que nos golpea sobre la cabeza, desciende sobre los ojos, el rostro, el pecho, a lo largo de la espina dorsal, la espalda, los brazos y las piernas.

Una fresca sensación sube por todo el cuerpo desde los pies. Parece como si nos transformáramos en agua: resbala y se disuelve en mil partículas de vapor, ligeras y coloradas.

Relajación Anti Kapa

Es la visualización de un viaje que dura diez minutos aproximadamente y que conduce hacia la luz y el calor.

Nos imaginamos en una playa, donde hemos pasado la noche. El aire es penetrante y perfumado. Aún está oscuro. El mar es negro. Los escollos aparecen como manchas oscuras lamidas por las olas.

A cada nueva respiración, un progresivo resplandor clarea la línea del horizonte, donde el cielo se separa del mar. Se acerca la aurora, momento mágico en que el mundo se levanta y renace. Los rayos de luz en el cielo son cada vez más intensos y teñidos de amarillo, naranja y rojo. El sol asoma y aparece cada vez más grande. Ahora se asemeja a una bola de color naranja oscuro parecida a un gran ojo. A su alrededor se ha creado un gigantesco halo de luz que clarea el cielo y el mar.

Ahora, el sol ya se ha separado del mar y se alza en el cielo: es de día. Sus rayos calientan el aire, la brisa es más dulce, el cielo es azul y el mar plateado. ¡Qué bello aparece en lo alto este sol amarillo, tan luminoso y caliente! Todo el cuerpo advierte su calor: la piel, la carne y los huesos. Esta calidez desciende de la cabeza a la cara, a los hombros, el pecho, los brazos, a las piernas, a lo largo de la espina dorsal y la espalda, hasta los pies. Desde el suelo, a través de los pies, nos invade una sensación cálida.

Ahora cabe entornar los ojos porque la luz es demasiado fuerte y deslumbrante. El sol se desplaza lentamente hacia la otra mitad del cielo y comienza a descender. Su calor aún nos envuelve, pero con más dulzura, y los colores se tornan cada vez más cálidos e intensos. Casi atardece. El mar es azul cobalto. El cielo tiene un color intenso. El sol, gran ojo de fuego, va escondiéndose detrás de las dunas, tintando el cielo de colores incandescentes.

Es el crepúsculo, el último saludo del sol a la tierra. Cada ser y cada objeto ha almacenado su calidez y su amor, antes de que vuelva la noche.

Ejercicios para la embarazada
(Viyayama)

Viyayama significa «ejercicios físicos». Durante el período de gestación, la madre necesita conservar una buena forma física y relajarse para recuperar la calma y las energías que consume el embarazo.

Hay diferentes ejercicios físicos con finalidades diversas: corregir la columna vertebral, abrir la pelvis y mejorar la circulación.

Los ejercicios se deben ejecutar acompañados de una correcta respiración y conscientemente, para dotar de elasticidad y tono a los músculos, la piel y las articulaciones del cuerpo, y, al mismo tiempo, alcanzar el bienestar psico-físico. Estos ejercicios consisten en flexiones suaves y se pueden hacer durante todo el embarazo; en particular, sirven para tonificar y dar elasticidad a la pelvis, la columna vertebral, abdomen y las piernas.

Columna vertebral

Posición de pie:
- **Rotar:** de pie, erguida y relajada, ponemos las manos en los lados y ejecutamos un movimiento suave de rotación, comenzando por la cabeza, después la cervical, los hombros, el tronco, la pelvis, para acabar rotando a la vez todo el cuerpo, primero a un lado y después al otro.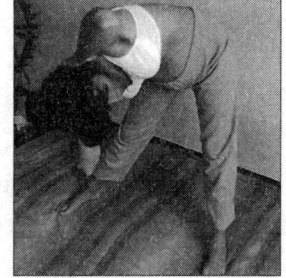
- **Flexionar la espalda:** separamos las piernas, entrelazamos las manos detrás de la nuca, con los codos bien abiertos. Espiran-

do, flexionamos la espalda hacia delante empujando con las manos y abandonando la cabeza: permanecemos un minuto en esta posición.
- **Empujar la pelvis hacia delante y hacia atrás:** de pie, tomamos con las manos una cuerda fijada en la pared a una espaldera o soporte a la altura de la cintura. Estirando la cuerda, empujamos sucesivamente la pelvis hacia atrás y hacia delante. Repetimos varias veces.

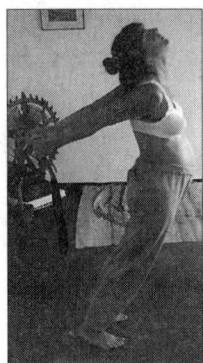
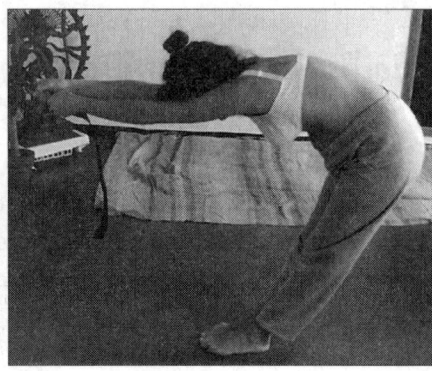
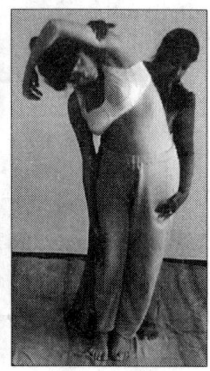

- **Estirar los costados:** apoyamos una mano a un lado de un soporte a la altura de la cintura. Empujamos lateralmente la pelvis desde el lado opuesto, poniendo hacia arriba el otro brazo y empujándolo hacia la cabeza como un arco. Repetimos en el otro lado.
- **Estirar los costados sentada:** nos sentamos en una silla con la espalda erguida, las piernas separadas, los pies bien apoyados en el suelo y los brazos caídos a los lados. Inspiramos profundamente. Luego, espiramos desplegándonos sobre el lado izquierdo hasta tocar el suelo con la mano izquierda. Levantamos la mano derecha 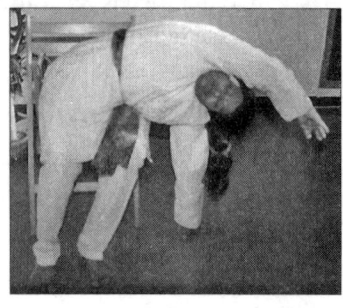 y la empujamos hacia la cabeza como un arco. Inspirando, volvemos a la posición erguida y repetimos con el otro lado. Ejecutamos estos movimientos alternativamente manteniendo el ritmo respiratorio y centrando la atención a no doblarnos hacia delante.
- **Empujar la pelvis sobre la pared:** estando erguidos, con las piernas separadas, apoyando ambas manos sobre los muslos, empujamos la

pelvis y apoyamos la espalda contra la pared. Después, lentamente, flexionamos las rodillas bajando el tronco lo máximo posible. Repetimos varias veces.

Las piernas

- **Estirar la pierna**: nos ponemos a gatas con los brazos y las piernas ligeramente separados. Inspirando profundamente, levantamos y estiramos una pierna hacia atrás. La mantenemos firme y la ponemos en su sitio, espirando. Ejecutamos el mismo movimiento con la otra pierna, manteniendo el mismo ritmo respiratorio. Los movimientos deben ser lentos y conscientes. Este ejercicio sirve para proporcionar elasticidad al abdomen.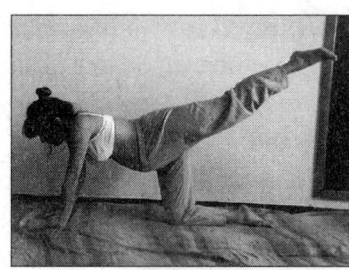
- **Posición de pie**: apoyando las manos contra la pared, levantamos y estiramos una pierna hacia atrás. La mantenemos firme y la colocamos en su sitio espirando. Ejecutamos el mismo movimiento con la otra pierna.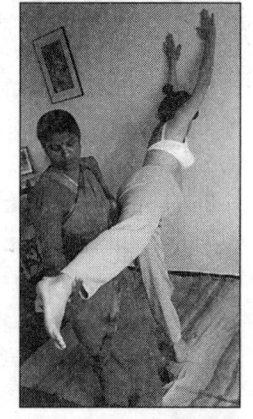
- **Separar las piernas**: en posición supina, levantamos las piernas en ángulo recto con la pelvis y las apoyamos en una pared. Inspirando, separamos las piernas. Mantenemos esta posición respirando lentamente, durante un minuto. Espirando, las volvemos a poner en la posición inicial lentamente.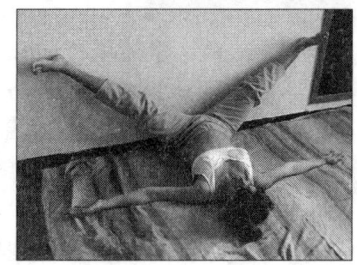

Abrir la pelvis

Los siguientes ejercicios sirven para abrir la pelvis y también alivian los dolores lumbares.

- Sentada en el suelo con las plantas de los pies sobre el mismo, abrimos las rodillas hacia el exterior, manteniendo la columna erguida. Espirando, empujamos las rodillas con los codos hacia el exterior, uniendo las manos delante del pecho.

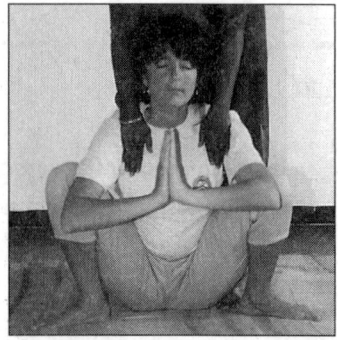

- Abrimos las rodillas hacia el exterior, manteniendo las manos contra la pared. Espirando, empujamos las manos y el tronco hacia delante.
- La embarazada debe estirarse con las rodillas flexionadas. Después, espirando, deberá empujar una rodilla hacia el interior y viceversa.
- **Abrir las rodillas:** sentada con las piernas flexionadas y las plantas de los pies unidas al suelo. Inspirando, unimos las rodillas en vertical y las dejamos caer, espirando lateralmente.

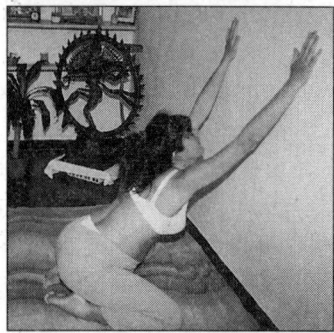

- **Rotación de la pelvis:** con las piernas flexionadas y las plantas de los pies en el suelo. Inspirando, apretamos el coxis contra el suelo. Espirando, presionamos la zona lumbar. Ejecutamos los movimientos de manera alterna varias veces. Sucesivamente, siempre manteniendo la misma respiración, apretamos contra el suelo la nalga izquierda de manera alterna con la derecha. Finalmente, rotamos la pelvis en el sentido de las agujas del reloj y a la inversa, sin dejar de respirar. Esta rotación se segmenta como el movimiento de las agujas de un reloj que señala las horas.

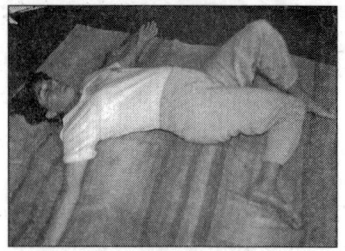

- **Torsión y reposo:** nos estiramos sobre el suelo con las piernas bien extendidas. Flexionamos una pierna, llevando el pie a la altura de la rodilla

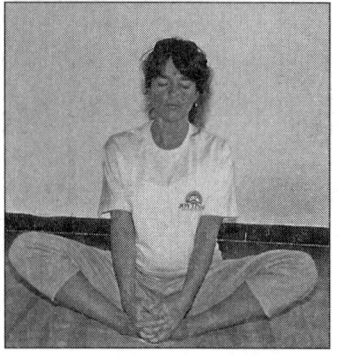

opuesta y bajamos hacia la otra pierna hasta tocar el suelo, creando así una torsión de la columna vertebral. Mantenemos la posición con el ritmo de la respiración durante algunos minutos. Luego, repetimos desde el otro lado de la misma manera. La embarazada puede también reposar en esta posición.

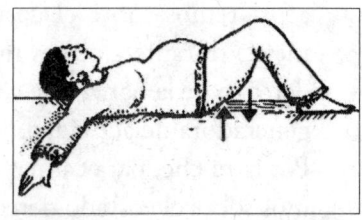

La embarazada debe hacer las siguientes prácticas todos los días durante aproximadamente 20 minutos:

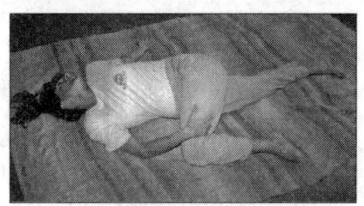

1. **Cabeza:** Apretar todo el cuero cabelludo.
2. **Cervicales:** Estirar hacia delante, hacia atrás, hacia los lados y rotar en círculo.
3. **Hombros:** Levantar y dejar caer, rotar en círculo, abrir empujando hacia delante y cerrar empujando hacia atrás.
4. **Columna vertebral:** Estirar hacia delante, hacia atrás, lateralmente y hacer torsión.
5. **Lumbares:** Apretar y abrir.
6. **Piernas:** Levantar y hacer vibrar.

Respiración controlada para la embarazada
(Pranayama)

Durante el embarazo, se pueden realizar varias técnicas de respiración. De hecho, dependiendo de cómo la apliquemos, tendrá efectos calmantes o bien propiciará la actividad o el desbloqueo.

- Por la mañana, es útil inspirar y espirar durante cinco minutos sólo a través del orificio derecho de la nariz: tiene un efecto estimulante.
- Por la noche, es útil inspirar y espirar durante cinco minutos sólo con el orificio izquierdo de la nariz, con un efecto calmante.

- Por la mañana, para estimular la parte izquierda del cerebro, nos acostaremos sobre el costado izquierdo y respiraremos profundamente durante algunos minutos. De esta manera se abre el orificio derecho de la nariz, que corresponde a la parte izquierda del cerebro, generadora de actividad.
- Por la noche, para calmar la parte derecha del cerebro, nos acostaremos sobre el costado derecho y respiraremos durante algunos minutos profundamente. De esta manera, se abre el orificio izquierdo de la nariz, que corresponde a la parte derecha del cerebro, lugar donde se encuentran los elementos calmantes.
- Para descargar la tensión y el estrés, hay que inspirar profundamente y espirar con fuerza y rapidez. En cambio, para obtener energía, inspiramos profunda y completamente y espiraremos lenta y uniformemente, con un sonido como el zumbido de las abejas. Para el descanso, inspiraremos poco y lentamente, de manera tranquila, como una meditación.

La respiración es importante para un buen funcionamiento del organismo. El mecanismo de la respiración facilita al organismo y a la psique un intercambio de energía con el exterior. Un minuto de respiración normal permite la ventilación de 4 a 6 litros de aire, que contienen de 750 a 900 cc de oxígeno. La respiración *Yogico* (profunda) permite una oxigenación 30 veces mayor.

Se aconseja respirar por la nariz, al aire libre y puro, lejos del humo, de las emisiones de humos industriales y de la contaminación atmosférica.

Es importante reforzar los músculos respiratorios, ya que facilitará la ventilación de los pulmones y aumentará la oxigenación del organismo.

Hay técnicas de respiración con efectos purificadores, fortalecedores, calmantes, estimulantes y desbloqueadores. Hay que practicarlos de manera cotidiana: *Brahma Suddhi, Kaya Suddhi* y *Nadi Suddhi*.

Kaya Suddhi

Respiración desbloqueadora

1. *Posición sentada:* nos sentamos con las piernas estiradas hacia delante. Apoyamos las manos a la altura de los tobillos e inspiramos lenta y

profundamente, desplazando cada vez más las manos, como una caricia, hacia el abdomen. Después, hacia el pecho hasta la garganta. Espiramos vigorosamente a través de la boca abierta, lanzando los brazos hacia arriba e inclinando la cabeza hacia atrás.

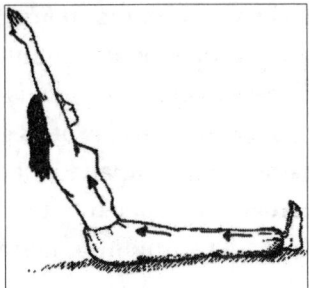 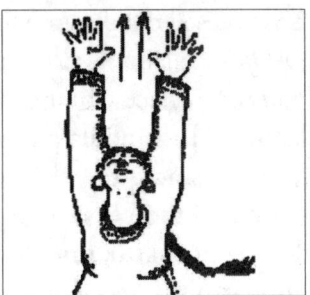

2. *Posición de pie:* entrelazamos las manos con las palmas hacia arriba a la altura del pubis. Inspiramos profundamente, llevando las manos hacia la garganta (como en el ejercicio anterior). Espiramos vigorosamente, lanzando los brazos hacia delante con la palma hacia el exterior, manteniendo siempre los dedos entrelazados. Luego, inspiramos de nuevo, llevando los brazos hacia arriba. Los extendemos hacia atrás, inclinando la cabeza. Espiramos sonoramente poniendo recto el tronco y bajando los brazos a los lados.

Nadi Suddhi

Respiración equilibrante

Nadi Suddhi es una respiración que se efectúa sin apnea, alternando ambos orificios de la nariz con el mantra: *SO... HUM...* Mientras inspiramos pensamos *SO...* Y percibimos una profunda energía (*soy pura*) y mientras espiramos pensamos *HUM...* hasta advertir una bella relajación (*soy silencio y fuerte*).

Se tapa el orificio derecho de la nariz y se inspira profundamente con el izquierdo. Luego, se espira con el derecho, después de haberlo liberado y de haber cerrado el izquierdo. Sucesivamente, se inspira por el mismo orificio derecho para después espirar por el izquierdo, etcétera. Este ciclo se repite durante al menos diez minutos todos los días para calmar la mente y restablecer el equilibrio psico-físico.

Brahmari

Brahmari Pranayama, al igual que la recitación de *AOM*, es muy importante durante el embarazo. La práctica regular, ejecutada durante diez minutos dos veces al día durante todo el embarazo, mantiene (la energía *Prana-Tejo-Ojo*) la armonía del sistema neuroendocrino-inmunitario.

Este *Pranayama* hace vibrar toda la corteza cerebral y envía impulsos al hipotálamo y a la glándula pituitaria que gobierna las otras glándulas. Además, activa y sincroniza el sistema nervioso simpático y parasimpático, regulando así todo el sistema neuroendocrino, para que, al presentarse los dolores del parto, funcione de manera armónica, permitiendo a la madre un parto sin problemas.

La práctica de *Brahmari Pranayama* alivia la ansiedad y la tensión y mejora el humor, para que la madre pueda cuidar de su propia salud, favoreciendo el desarrollo correcto del feto.

Técnica:
Nos sentamos con las piernas cruzadas, cómodamente. Después, realizamos una inspiración profunda, lenta y llena. Inspiramos, percibiendo una fuerte energía. Después, realizamos una inspiración consciente, lenta, larga, con un sonido similar al zumbido de las abejas. Advertimos una gran energía acompañada de paz y tranquilidad. Repetimos durante diez minutos.

Brahma Suddhi

La respiración *Brama Suddhi* es como una meditación que, al eliminar los bloqueos y tensiones, ayuda a alcanzar la tranquilidad. Hay cinco movimientos diferentes de los brazos conectados con tres tipos de respiración. La inspiración se efectúa a través de la nariz; la espiración, vigorosa, a través de la boca, que imita el zumbido de las abejas a través de la nariz.

1. Se comienza con una inspiración profunda, lenta y llena.
2. En una segunda fase, se espira de manera vigorosa y veloz para que se desvanezca toda la negatividad.

3. Se inspira de manera profunda y lenta.
4. Se espira lentamente y con un sonido similar al zumbido de las abejas, percibiendo una gran energía llena de paz.

Cada movimiento está relacionado con una cavidad y aporta beneficios a todos los niveles: físicamente, elimina tensiones y rigidez, asegurando una buena relajación; fisiológicamente, evita el mal funcionamiento de los órganos y aumenta la fuerza; psicológicamente, elimina los bloqueos mentales, energéticos, afectivos, emotivos y sexuales, abriendo vías a la espiritualidad.

Los pies deben permanecer bien pegados al suelo y en la vertical de los hombros. Las piernas deben estar relajadas, las rodillas ligeramente flexionadas y la espalda bien erguida. La pelvis y el pecho deben estar bien abiertos. La cabeza y el cuello, erguidos y relajados. Los ojos cerrados, mirando la punta de la nariz.

Brahma Suddhi se puede practicar tanto por la mañana como por la noche.

Brahma Suddhi Viuham

La respiración *Brahma Suddhi Viuham* es como una meditación que facilita la tranquilidad, la libertad y la alegría. *Viuham* significa «acciones diferentes» que se suceden en orden rítmicamente.

Brahma Suddhi es una respiración que comprende diversas posiciones que se suceden de manera ordenada creando una secuencia llena de significados. Hay cinco movimientos diferentes de los brazos conectados a tres tipos de respiración.

1. Inspiración profunda.
2. Espiración fuerte, veloz y ruidosa.
3. Espiración lenta, larga, con un sonido similar al zumbido de las abejas.

Para la cavidad craneal

El abrirse en flor: el primer movimiento tiene relación con la cavidad craneal. Elimina las tensiones y los bloqueos intelectuales causados por *Ajna Chakra* y relaja el cerebro.

Descargamos la negatividad, dirigiendo los brazos hacia el cielo y generando la energía del fuego que va hacia arriba.

Mantenemos las manos sobre la parte baja del abdomen, en *Swadistana Chakra* y comenzamos la práctica.

A. Manos a la altura del ombligo con los dedos medios en contacto
- A1. Inspirando profundamente, subimos las manos como una flor de loto que se abre.
- A2. Mientras espiramos con fuerza, estiramos los brazos hacia arriba.
- A3. Inspiramos profundamente, estirando los brazos hacia arriba.
- A4. Mientras espiramos sonoramente, bajamos los brazos, relajándolos a los lados del cuerpo.

Imaginamos el alba, que genera la luz, y advertimos una unión con el Sol.

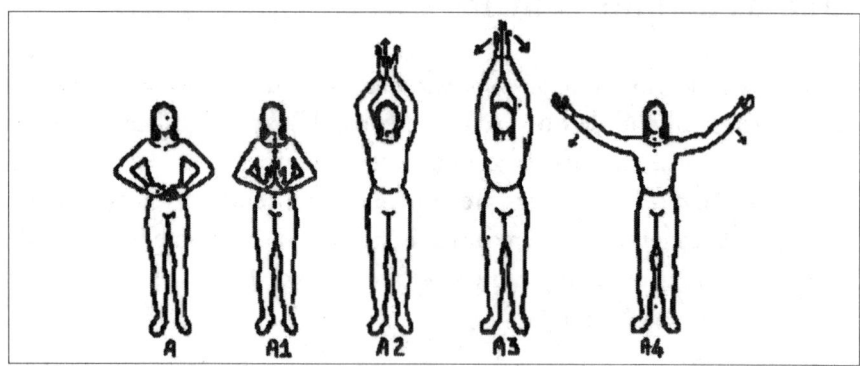

Para la cavidad de la garganta

Entrar en el espacio

El segundo movimiento se relaciona con la cavidad de la garganta. Elimina las tensiones y los bloqueos energéticos causados por *Vishuddhi Chakra*, despierta la creatividad y relaja la tiroides. Moviendo los brazos a la altura de la garganta hacia delante (este), se refleja la energía del alba. Simboliza los rayos del sol que se irradian por todas partes como saetas.

B. Brazos extendidos a los lados del cuerpo

B1. Inspirando, alzamos los brazos frente a nuestro cuerpo a la altura de los hombros. Las palmas deben estar hacia abajo. Mantenemos los brazos y las manos extendidas y relajadas.

B2. Una vez alcanzada la altura de los hombros, mientras espiramos con fuerza, estiramos los brazos y las manos en el espacio. Sentimos cómo se alejan todas las tensiones.

B3. Mientras inspiramos, aproximamos los brazos al pecho y dejamos que los dedos medios se toquen. Las palmas de las manos deben establecer contacto con el pecho. Intentamos sentir que nos estamos abriendo para permitir que penetre la luz de la realidad, el Sol.

B4. Mientras espiramos sonoramente, llevamos las manos hacia abajo. Las palmas también están en esa posición. Imaginamos los rayos del Sol, transmitiendo energía, y percibimos una unión con el astro rey.

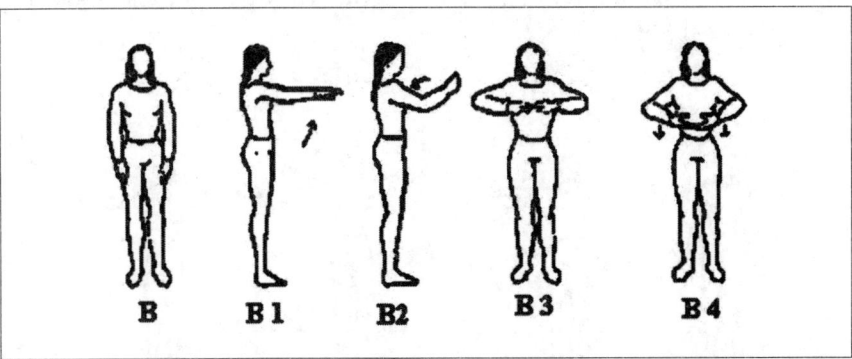

Para la cavidad torácica

Hundirse en la tierra

El tercer movimiento está relacionado con la cavidad torácica. Elimina las tensiones y los bloqueos relacionados con la afectividad y causados por *Anatha Chakra*, y relaja el corazón y los pulmones. Moviendo los brazos hacia la derecha (norte) y la izquierda (sur), se representa la energía de la muerte (en el sur vive *Yama*, el dios de la muerte) y la fuerza de la montaña (el magnetismo). Simboliza el mar y la montaña.

C. Brazos extendidos a los lados del cuerpo

C1. Mientras inspiramos alzamos los brazos a los lados del cuerpo hasta la altura de los hombros. Las palmas de las manos deben estar hacia arriba. También los talones se deben levantar. Los brazos deben estar muy estirados.

C2. Cuando los brazos alcanzan la altura de los hombros, espirando con fuerza, ponemos las palmas de las manos muy rápidamente hacia abajo y, al mismo tiempo, apoyamos los talones en el suelo. Advertimos que todo el peso se hunde en la tierra.

C3. Inspiramos y flexionamos las muñecas hacia arriba. Las palmas de las manos deben estar hacia fuera lateralmente. Los talones deben levantarse y los brazos deben permanecer firmemente estirados. Sentimos la realidad, que entrará en nosotros.

C4. Espirando sonoramente, bajamos los brazos como si fueran los rayos del Sol, mientras los talones bajan. Los brazos están relajados. Imaginamos el goce del crepúsculo y percibimos una unión con el Sol.

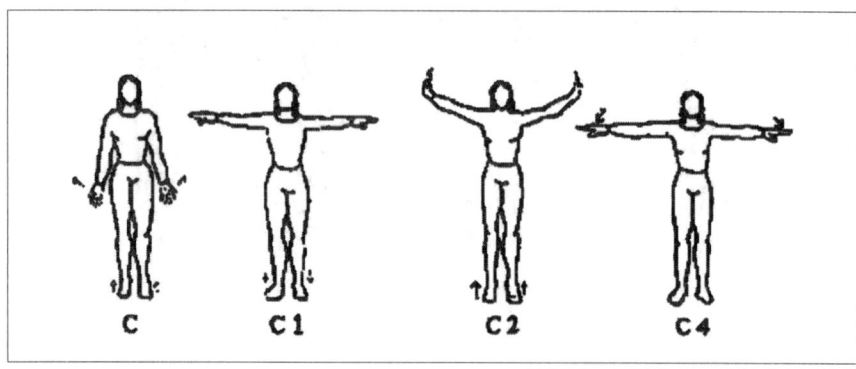

Para la cavidad abdominal

Alimentar el fuego

El cuarto movimiento tiene relación con la cavidad abdominal. Elimina las tensiones y los bloqueos relacionados con la emotividad y causados por *Manipura Chakra* y relaja todos los órganos del aparato digestivo. Moviendo los brazos hacia delante, hacia el fuego del Sol, se genera la energía de *Yagna* (ceremonia hindú en la cual se quema el «fuego sagrado» para regenerar la energía, considerando el universo como un símil de nuestro cuerpo. De hecho, en nuestro interior, *Yagna* es el fuego gástrico que quema los alimentos y regenera la energía vital).

D. Manos a la altura del ombligo con las palmas de las manos hacia arriba y las yemas de los dedos en contacto

D1. Inspirando, subimos las manos hasta el pecho.

D2. A la altura del pecho, lanzamos los brazos velozmente y con fuerza hacia el espacio delante de nosotros, espirando con fuerza. Las palmas deben situarse hacia el exterior. Sentimos cómo toda negatividad se disuelve hacia el espacio.

D3. Inspirando, llevamos las manos paralelas al pecho. Giramos las manos con las palmas hacia arriba. Sentimos cómo recibimos todo lo positivo. Juntamos las palmas de las manos.

D4. Espirando sonoramente, llevamos las manos juntas hacia el abdomen y volvemos a la posición de partida. Imaginamos el calor del día y advertimos una unión con el Sol.

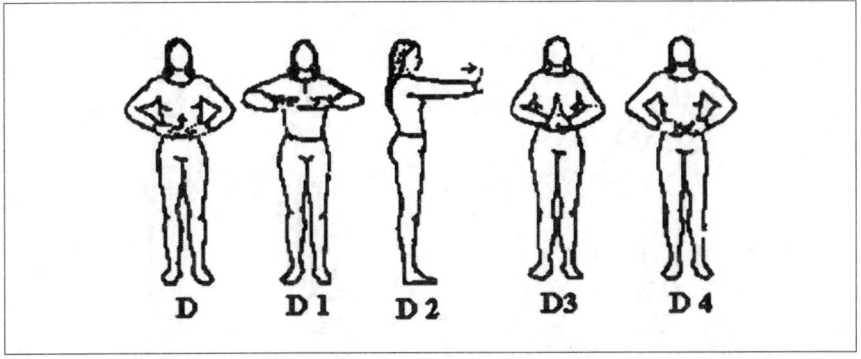

Para la cavidad pélvica

El reposo

El quinto movimiento se relaciona con la cavidad pélvica. Elimina las tensiones y los bloqueos relacionados con la sexualidad y causados por *Swadistana Chakra*. Relaja los órganos reproductores y excretores. Moviendo los brazos hacia arriba y atrás de los hombros (oeste), se representa la energía de la Luna (femenina), que recibimos durante la noche, cuando reposamos.

E. Manos a la altura del ombligo, apoyadas sobre el abdomen. Las palmas hacia arriba. Los dedos corazón en contacto.
- E1. Inspirando, subimos los brazos hasta el pecho. Una vez allí, flexionamos el cuello hacia atrás. Giramos las manos hacia arriba. Las palmas deben estar hacia fuera mientras los brazos suben.
- E2. Espirando vigorosamente, ponemos las manos velozmente hacia arriba en el espacio, con las palmas hacia arriba. Sentimos cómo alejamos toda negatividad.
- E3. Inspirando, dejamos que las manos se toquen por encima de la cabeza. Así, estaréis renovadas.
- E4. Espirando sonoramente, bajamos los brazos manteniendo las manos con las palmas hacia arriba. Los brazos deben estar relajados.

Imaginamos la noche, cuando el Sol reposa, y advertimos una unión con el Sol.

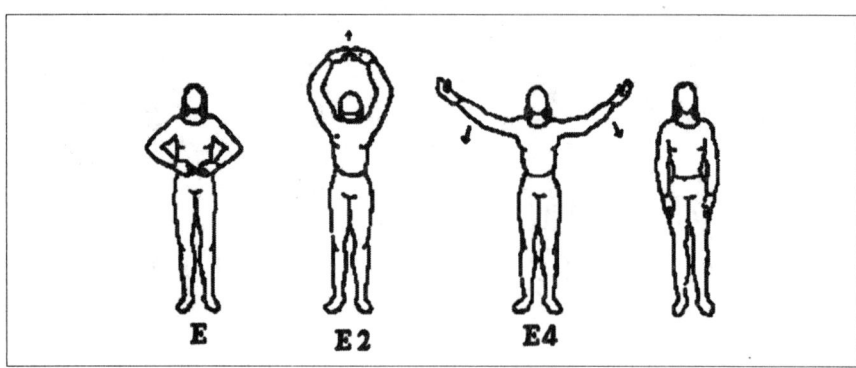

Yogasana *para la embarazada*

El yoga es el arte de la libre experiencia. No hay competitividad, sólo existe la experiencia personal. Todas las partes del yoga son muy útiles para la embarazada: postura, respiración, relajación, concentración, meditación, mantra, técnicas de purificación y filosofía.

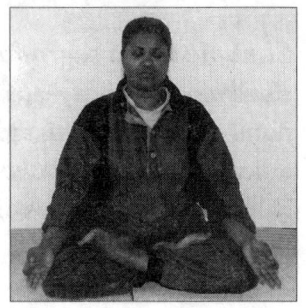

Los cinco niveles de conciencia

Si realizamos las *Asanas* con cinco niveles de conciencia, se mejora el funcionamiento psico-físico. La conciencia está constituida por cinco niveles:

1. *Atención en un punto:* la mirada del ojo físico toma conciencia de la posición y percibe lo máximo posible dónde radican la tensión, la rigidez y la presión. Después, comienza a liberarlas.
2. *Atención amplia:* la mirada del ojo mental extiende el punto de atención a lo largo de todo el cuerpo, desde la cabeza a los pies, dejando salir las tensiones.
3. *Atención aguda:* la mirada del ojo sabio escucha el movimiento de la respiración como el mantra *So...HUM...* Y percibe la ligereza, anulando la tensión.
4. *Escucha profunda:* la mirada del ojo consciente busca la conciencia profunda a través del reflejo de su sombra para separarse y liberarse de los problemas físicos.
5. *Nueva dimensión:* la mirada del ojo puro entra en la nueva dimensión sin pensamiento alguno, consciente del silencio.

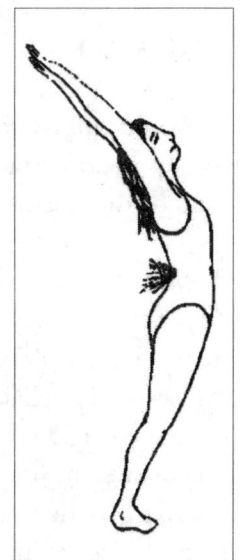

Algunas posturas de yoga se pueden practicar durante el embarazo. Tienen objetivos terapéuticos. Lo mejor será pedir siempre consejo a un experto de Yoga o a un médico.

Bhadrasana

Símbolo: *hoja sagrada*

Bhadram significa «atención» y se refiere al nombre de la hoja sagrada. Es una posición estática para regular *Pusha* y *Ghandari Nadi* (canales que estimulan los órganos reproductores).

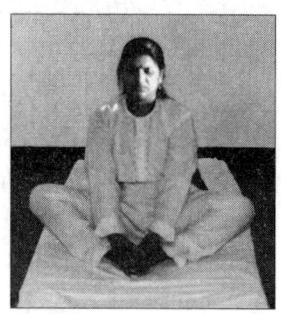

Técnica

Nos sentamos sobre el suelo con las plantas de los pies unidas. Agarramos los pies con las manos. Los brazos extendidos, la espalda erguida. Movemos las rodillas arriba y abajo como el movimiento de una mariposa. Después, nos detenemos y estiramos la columna vertebral desde el coxis hasta las cervicales. Mantenemos una respiración profunda, como una meditación. Realizamos este ejercicio durante tres minutos.

Beneficios

Aumenta la circulación sanguínea de los órganos genitales y proporciona flexibilidad a la pelvis, ensanchándola. Estira la columna vertebral y abre la ingle.

Tadasana

Símbolo: *montaña*

Es la posición estática de pie, símbolo espléndido de dignidad.

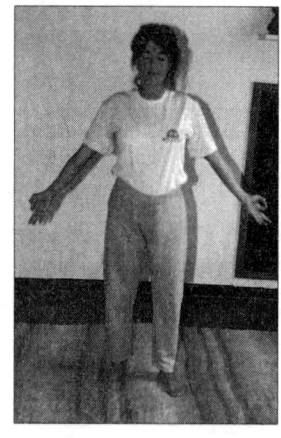

Técnica

Preparación: permanecemos de pie cómodamente, erguidas y relajadas, con los pies paralelos, las rodillas relajadas, la pelvis abierta, el abdomen encogido. Pelvis, espina dorsal, cuello y cabeza en la misma vertical. Hombros bajados, brazos a los lados, ojos cerrados. Distribuimos el peso del cuerpo uniformemente sobre los pies.

Mantenemos los pies pegados al suelo. Permanecemos inmóviles con los ojos cerrados. Visualizamos la posición de *Tadasana*, y, percibiendo el movimiento de la respiración, crecemos como una montaña, hasta ser cada vez más altas. Sentimos la vastedad y todas las cosas maravillosas de la montaña: la belleza, el alba y el crepúsculo, la paz, la tranquilidad, la estabilidad, el aire fresco, el agua dulce, los ríos orgullosos, las frescas cascadas, los árboles majestuosos, la hierba preciosa, las flores bellísimas, los bosques tupidos, las rocas firmes, las mariposas coloreadas, los pájaros cantarines, la inocencia de los animales.

Durante la posición, permanecemos inmóviles y en silencio. Mantenemos los pies pegados al suelo. Respiramos libremente y conservamos la posición 10 minutos.

Beneficios
Calma la mente y estabiliza el sistema nervioso.

Trikonasana

Símbolo: *triángulo*
Tri significa «tres» y *Kona* «ángulo». El punto hacia arriba es la energía masculina-*Shiva* y el punto hacia abajo es la energía femenina-*Shakti*.

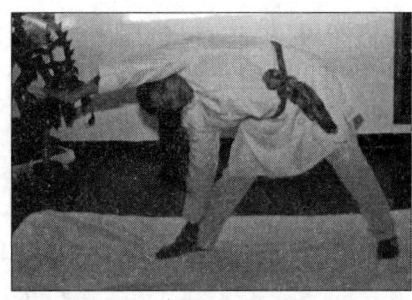

Técnica
Partida: posición erguida, cómoda. Piernas estiradas, rodillas firmes. Inspirando profundamente, abrimos los brazos hacia los lados, a la altura de los hombros. Las palmas de las manos deben estar hacia abajo. Ahora, espirando, llevamos la mano derecha sobre el pie derecho y mantenemos firme la pelvis. Llevamos el brazo izquierdo arriba con la palma de la mano hacia delante. Giramos la cabeza y miramos la palma de la mano izquierda siguiendo las respiraciones. Permanecemos en esta posición respirando profundamente. Inspirando, enderezamos la columna y volvemos a la posición de partida y repetimos desde el otro lado. Al final, relajamos los brazos a los lados del cuerpo y disfrutamos de los efectos de la posición.

Durante la posición: mantenemos la respiración con un ritmo profundo. Tomamos conciencia de las articulaciones, de la espalda y de las caderas, y de la columna vertebral. Advertimos el estiramiento de la cabeza hacia la espalda, de la espalda hacia las caderas y de las caderas hacia el pie.

Durante el reposo: nos colocamos en posición supina, nos abandonamos y practicamos las tres conciencias de relajación.

Beneficios

Se estimulan los riñones y los nervios. Activa la excreción de los riñones. Diluye las grasas depositadas en la cintura, en el abdomen o en los costados. La pelvis se vuelve flexible. Expande la caja torácica y la pelvis. Estira los músculos, las articulaciones y los ligamentos de todo el cuerpo. Masajea los órganos de la cavidad pélvica.

Sarvangasana

Símbolo: *todo el cuerpo*

Sarva significa «todo» y *Anga* «cuerpo». Una *Asana* para todo el cuerpo, que lo nutre en su totalidad a través de la estimulación del sistema endocrino.

Técnica

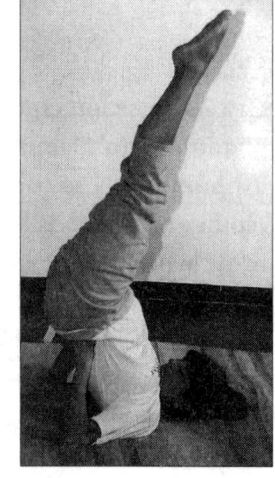

Posición de partida: tumbados sobre la espalda, con los brazos a los lados del cuerpo. Inspirando, presionamos las manos y los brazos sobre el suelo y levantamos lentamente las piernas juntas hasta formar con la columna un ángulo de 90º. Colocando las manos sobre la pelvis y espirando, levantamos las piernas y el tórax lentamente hasta llegar perpendiculares al suelo.

En esta posición, los codos y los hombros sostienen el peso de todo el cuerpo. No hay que cargar peso en el cuello. La barbilla se apoya sobre el esternón. No tragaremos saliva. Si se advierte presión sobre la nariz, los ojos o las orejas, bajamos lentamente, llevando el cuerpo al suelo.

Durante la posición: practicamos la conciencia de los primeros dos niveles, en un punto; después, extendida.

Para volver: nos serviremos de los músculos abdominales, espirando, bajaremos la espalda, desenrollando las vértebras desde las cervicales a las lumbares. Luego, las piernas.

Durante el reposo: nos abandonamos cómodamente y practicamos los últimos dos niveles de conciencia.

Beneficios

Los beneficios son muchos: activa los órganos de la cavidad torácica, estimula el sistema endocrino, mejora el sistema circulatorio y respiratorio. Previene problemas de hemorroides, hernia, las molestias en los ojos y en la garganta. Estimula la tiroides y ayuda al buen funcionamiento general de todo el cuerpo.

Contraindicaciones: no practicar durante el período menstrual y en caso de inflamaciones en la garganta, en los ojos, en los oídos y en la nariz.

Matsiyasana

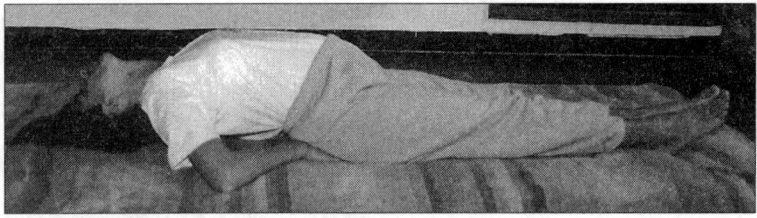

Símbolo: *pez*

El pez es la primera de las diez encarnaciones del dios Visnu: su primer nacimiento tuvo lugar en el agua. *Matsiyasana* es una posición estática.

Técnica

Partida: nos sentaremos lentamente. Nos inclinaremos hacia atrás, apoyándonos sobre los codos. Inclinaremos la espalda lo máximo posible.

Apoyaremos la corona de la cabeza sobre el suelo. Mantenemos las manos unidas detrás de la cabeza, estirando los brazos. Conservamos la posición durante un minuto con una respiración rítmica.

Durante la posición: nos concentramos en la garganta. Llevaremos la conciencia desde la cabeza hacia la pelvis, delante y atrás.

Para volver: abandonaremos la posición con calma, moviéndonos lentamente, ajustando el cuello para estirarlo.

Durante el reposo: nos abandonaremos cómodamente y practicaremos los últimos tres niveles de conciencia.

Beneficios

Activa los órganos de la garganta, mejora los sistemas respiratorio, nervioso y endocrino. Previene la aparición de molestias en los ojos, en los oídos y en la garganta. Estimula la tiroides y ayuda al buen funcionamiento general de todo el cuerpo.

Halasana

Símbolo: *arado*

Es una posición estática. *Hala* significa «arado». De hecho, tiene la forma del arado y cultiva así nuestro cuerpo, nutriéndolo.

Técnica

Posición de partida: posición supina. Piernas juntas, brazos a los lados del cuerpo. Inspirando, alzamos las piernas en vertical. Espirando, llevamos las piernas detrás de la cabeza hasta que los 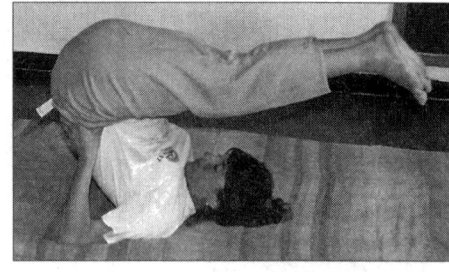 pies toquen el suelo. Trataremos de estirar la columna vertebral cada vez más, pero sin forzar. Mantenemos la posición con respiraciones.

Durante la posición: practicamos la conciencia de los dos primeros niveles. La concentración estará centrada en la garganta. Después, llevaremos la conciencia desde la cabeza a los pies y de los pies a la cabeza. Percibiremos la distensión de la nuca.

Para deshacer la posición: inspirando, comenzaremos a desenrollar la columna vertebral. Espirando, llevaremos las piernas al suelo usando los músculos del abdomen. Si sufrimos algún problema en las vértebras lumbares, podemos volver a la posición inicial flexionando las rodillas.

Durante el reposo: practicaremos los últimos tres niveles de conciencia.

Beneficios
Estira y moviliza la columna vertebral, en particular, las cervicales. Refuerza la musculatura de la espalda. Gracias al estiramiento de la columna, se nutre todo el sistema nervioso. Tonifica la tiroides gracias a una abundante circulación de sangre arterial.

Contraindicaciones: inflamaciones en la cabeza, la cara, los ojos, los oídos, la nariz, el abdomen, etcétera.

Ustrasana

Símbolo: camello
Ustra significa «camello». Esta posición imita a un camello que se alza. Este animal vive en el desierto y tiene su reserva hídrica en la giba. *Ustrasana* refresca el cuerpo a través de la estimulación de la tiroides y mantiene el calor en el exterior.

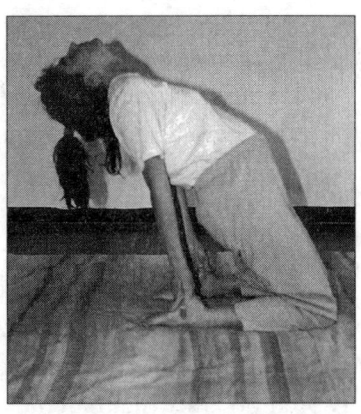

Técnica
Partida: sentados en *Vajrasana*. Las manos deben estar apoyadas sobre los talones o en el suelo cerca de los pies. Espirando, flexionamos la cabeza hacia atrás. Haciendo presión con las manos, empujamos la columna y la pelvis hacia delante y arqueamos la espalda con los brazos estirados. Mantener la posición un minuto con una respiración rítmica.

Durante la posición: llevamos la atención a un punto de la garganta. Luego, la ampliaremos hacia el abdomen, los muslos, los pies, las lumbares y la cabeza.

Para volver: espirando, regresaremos a la posición inicial, bajando la pelvis hacia los talones en posición de *Vajrasana*. Inclinarse hacia delante y descansar.

Durante el reposo: practicaremos los últimos tres niveles de conciencia.

Beneficios
Activa los órganos de la garganta. Es la posición clave para la tiroides. Reequilibra las glándulas de la garganta y del abdomen a través del estiramiento y la consiguiente tonificación. El estiramiento favorece la peristalsis intestinal y es beneficioso para el sistema urinario. Refuerza los músculos de la columna.

Paschimotasana

Símbolo: *crepúsculo*
Paschi significa «oeste», donde se pone el Sol. En esta posición, la cara permanece en contacto con las piernas, mientras que la espalda, experimenta un gran estiramiento.

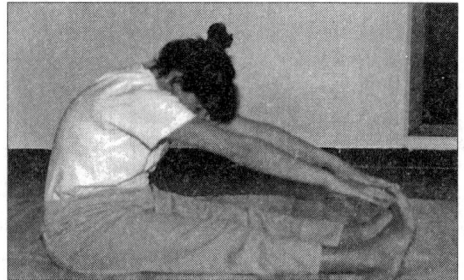

Técnica
Partida: nos tumbamos sobre el suelo con las piernas estiradas. Inspirando, levantarnos simultáneamente los brazos, la cabeza y la espalda. Advertimos el movimiento de la columna vertebral, estirada en vertical. Espirando, nos inclinaremos hacia delante comenzando por las vértebras lumbares. Agarraremos los pies y los estiraremos. Las piernas permanecen estiradas. Si no se consigue llegar a los pies, las manos pueden sujetar las tibias. Mantendremos la posición durante tanto tiempo como se pueda, sin llegar a la incomodidad.

Durante la posición: la concentración se centra en la zona lumbar, en el sacro. La conciencia se extiende de los pies hacia el sacro y de éste hacia la cabeza a lo largo de la espina dorsal. Intentaremos relajar todas las tensiones y practicaremos los primeros tres niveles de conciencia.

Para volver: inspirando, levantamos los brazos en vertical. Espirando, apoyamos las vértebras del sacro y, por tanto, toda la columna, vértebra a vértebra, sobre el suelo.

Durante el reposo: nos abandonaremos cómodamente y practicaremos los últimos dos niveles de conciencia.

Beneficios

Elimina el dolor de espalda y activa los órganos de la cavidad pélvica mediante la compresión de la parte superior del cuerpo. Estira y moviliza toda la columna vertebral y las piernas. Las curvas fisiológicas se corrigen alineando las vértebras entre sí.

Chandrasana

Símbolo: luna

Chandra significa «luna». Es una posición dinámica y de equilibrio.

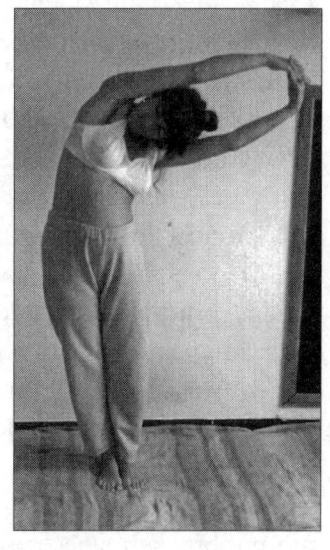

Técnica

Partida: de pie. Cuerpo erguido y relajado. Rodillas relajadas. Hacemos una respiración profunda y nos preparamos para la acción. Inspirando, levantamos lentamente los brazos sobre la cabeza. Entrelazamos los dedos con las palmas mirando al suelo. Inclinamos la columna y los brazos lateralmente hacia la izquierda, empujado la pelvis hacia la derecha. Inspirando, volvemos al centro. Seguimos desde el otro lado. Repetimos la flexión varias veces.

Durante la posición: practicamos los tres primeros niveles de conciencia. Mantenemos la pelvis abierta sin inclinarla hacia atrás o adelante. Respiramos libremente, permaneciendo en la posición el máximo tiempo posible.

Para volver: volvemos al centro y, espirando lentamente, llevamos los brazos a los lados del cuerpo.

Durante el reposo: nos abandonamos cómodamente y practicamos los últimos dos niveles de conciencia.

Beneficios

Activa los órganos de las cinco cavidades. Es la posición clave para el bazo. Activa la circulación. Elimina el exceso de grasa en los costados.

Sardulasana

Símbolo: *tigre*

Sardula quiere decir «el tigre».

Técnica

Partida: de rodillas. Ponemos las palmas de las manos sobre el suelo. Inspirando, bajamos la espalda. Levantamos la cabeza y estiramos la parte anterior del tronco. Bajamos la zona lumbar lo máximo posible. Mantenemos los brazos estirados. Espirando lentamente, arqueamos la espina dorsal lo más alto posible. Estiramos el abdomen hacia la espina dorsal y llevamos la cabeza hacia abajo, estirando el cuello lo máximo posible. Permanecemos en

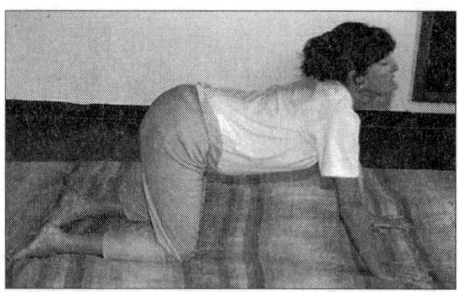

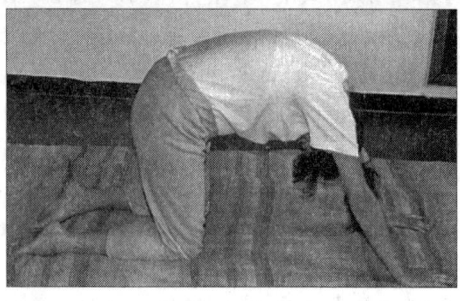

esta posición durante cinco respiraciones profundas y rítmicas. En ambos casos, el movimiento comienza en la pelvis y termina en la cabeza.

Durante la posición: nos centramos en la columna vertebral. Nos estiramos desde el hueso sacro hasta las cervicales, coordinando la respiración con el movimiento. Practicamos los tres primeros niveles de conciencia. El movimiento de esta posición debe iniciarse siempre en la pelvis y terminarse en la cabeza.

Para volver: espirando, bajamos, nos sentamos sobre los talones y reposamos en *Panchanga Namaskaram*.

Durante el reposo: practicamos los dos últimos niveles de conciencia.

Beneficios

Aumenta la agilidad de la columna vertebral, estirándola. Nutre el sistema nervioso. Alivia los dolores de la espalda (zona lumbar, dorsal y cervical). Refuerza los músculos abdominales. Es de ayuda en caso de molestias menstruales. Es especialmente útil para recolocar el útero en su sitio después del parto. Esta posición estimula la «cueva» del aparato reproductor. El movimiento permite que ascienda la energía desde la «cueva» de la pelvis a la cabeza a través de la columna vertebral. Los fluidos cerebrales son bombeados arriba y abajo a través de la columna vertebral.

Masaje ayurvédico para la embarazada
(Abyangam)

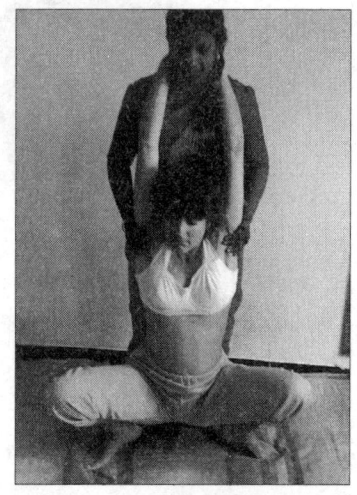

La mujer puede recibir el masaje ayurvédico, realizado con delicadeza, en cualquier momento del embarazo.

Quien practique el masaje debe conocer bien la técnica correspondiente, así como poseer una buena experiencia y saber que todo lo que necesita la mujer durante el embarazo es amor, afecto y cuidado. Debe, pues, tratar de que se relaje, mejorar su respiración y la circulación de la sangre, abrir la pelvis y liberarla de eventuales bloqueos emotivos.

Normalmente, durante el embarazo, se tienen problemas de mala circulación, de retención de líquidos, dolores en la espalda y en la zona lumbar, y molestias por una incorrecta alimentación.

Lo mejor es dar un masaje una vez a la semana. Cada masaje dura aproximadamente una hora. Se usa un aceite *Vata, Pita, Kapa* según la exigencia. El abdomen debe masajearse de manera delicada. En la pelvis y el abdomen, se hacen aplicaciones *Othadam* (*véase* el libro *Abyangam, masaje ayurvédico*, Editorial Abraxas, Barcelona, 2001).

Lo más conveniente es recibir el masaje de un especialista en Abyangam.

Los centros *Joytinat* enseñan las técnicas del masaje aplicadas a la pareja, a la maternidad y al recién nacido. La pareja debe intercambiarse un masaje al menos una vez a la semana para profundizar en su amor a través del contacto con las manos.

Práctica

Las posiciones para recibir el masaje son: de pie, sentada, en posición supina o acostada sobre ambos lados. Hasta el cuarto mes se puede recibir el masaje también en posición prona, pero sin vibraciones sobre el abdomen.

Acariciar

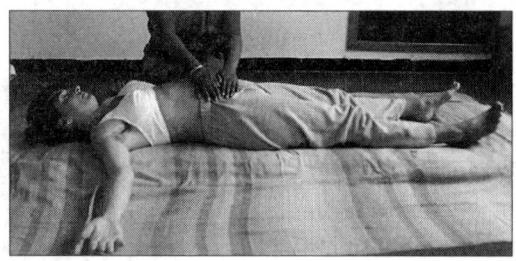

En posición tumbada, se debe acariciar todo el cuerpo, sin aceite, desde la cabeza hasta los pies. Hay que realizar una fricción ligera sobre todo el cuerpo: frotar varias veces los brazos desde los hombros hacia las manos; después, el tronco desde los hombros hacia la pelvis. Luego, las piernas hasta los pies.

Abrir la pelvis
Posición de pie
- *Levantar la pierna:* quien recibe el masaje debe apoyar las manos contra la pared manteniendo los brazos abiertos, y quien lo da debe levantar una pierna lentamente hacia atrás, empujando un poco la pelvis hacia delante. Se debe repetir con la otra pierna.

Posición sentada

- *Presionar:* apoyaremos las manos contra la pared con las piernas separadas. Luego, presionaremos la zona lumbar y la pelvis con ambas manos, masajeando.
- *Estirar:* hay que sentarse detrás del que recibe el masaje, tomar sus manos, tirar de él y a la vez presionar hacia delante con los pies, el hueso sacro, las caderas, los glúteos y la columna vertebral.

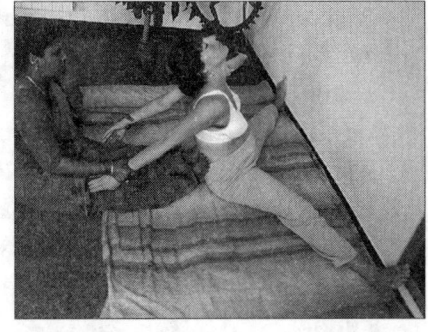

Posición supina:

- *Torcer la columna vertebral:* hay que abrir los brazos antes de aplicar el masaje y flexionar su pierna izquierda y llevar la rodilla a la derecha hacia el suelo a la altura de la pelvis. Con una mano, se debe sujetar el hombro izquierdo al suelo manteniéndolo firme y, con la otra, empujar sobre la nalga izquierda o sobre la rodilla hacia abajo, siguiendo una torsión de la columna vertebral hacia la derecha.

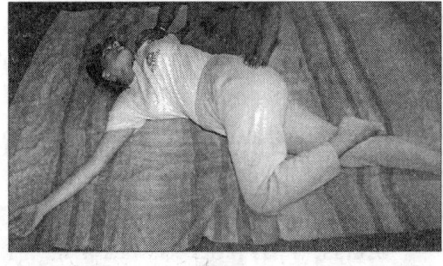

Posición supina:

- *Oscilar:* hay que levantar ambas piernas, tomándolas por debajo de las rodillas. Quien administra el masaje debe apoyar los codos sobre sus propios muslos, manteniendo las piernas estiradas para tener estabilidad. Después, hará oscilar el cuerpo de la paciente a derecha e izquierda, como un péndulo.

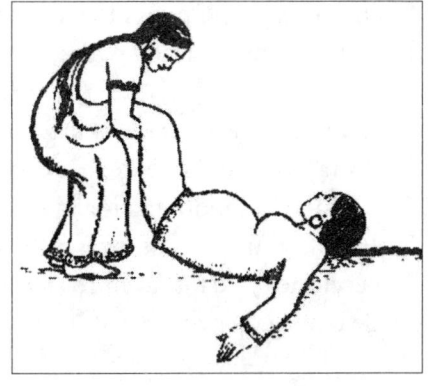

- *Masajear:* hay que acariciar el plexo solar, siguiendo la respiración de la receptora del masaje. Después, masajear todo el cuerpo, comenzando por los pies hacia arriba, amasando, frotando y adoptando la técnica *Nirabyangam* (drenaje linfático). Se debe terminar tratando de establecer una buena comunicación con la paciente.
- *Masajear puntos energéticos en los pies:* se debe masajear cada pie por turnos. Aplicar el aceite *Vata Tailam* sobre el pie y frotar las siete zonas del pie hasta sentir su calor. Luego, presionar tranquilamente, ejerciendo presión con el pulgar sobre cada zona durante 10 segundos.
- *Masajear la cabeza y la cara:* aplicar *Pita Tailam* sobre la cabeza. Frotar y masajear todo el cuero cabelludo. Después, con suaves caricias, hay que masajear toda la cara y activar los siguientes puntos *Varma* mediante una ligera presión: partiendo de la parte superior de la cabeza, en medio de la frente, a los extremos de las cejas, de los ojos; a las sienes, detrás del ápice y la punta inferior de las orejas; a los lados de la nariz; a las mejillas, debajo de los pómulos.

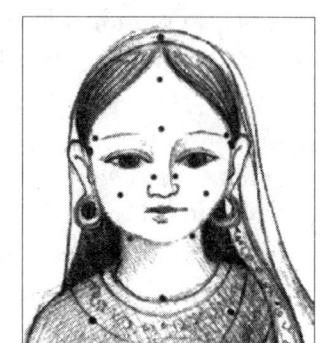

Automasaje para la embarazada

El automasaje está pensado para que lo practique la mujer sola, en cualquier momento del día, para relajarse y recuperar las energías.

Sentada en el suelo en una posición cómoda:
1. Frotar la espalda desde las cervicales a las nalgas usando una toalla enrollada.
2. Frotar y amasar los músculos de las cervicales y de los hombros hasta donde consiga llegar.

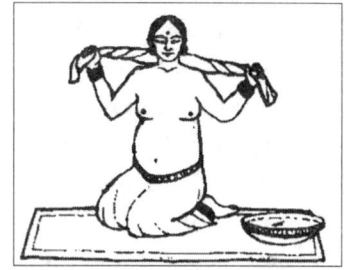

1. Acostarse en el suelo cómodamente sobre un lado y masajearse con ambas manos la zona lumbar usando *Anti Vata Tailam*. Repetirlo en el otro costado.
2. Levantar las piernas, apoyándolas sobre una almohada o una silla. Frotarlas con una ligera vibración de los tobillos hacia la ingle. Si el volumen del abdomen impide este movimiento, levantar las piernas y hacerlas vibrar.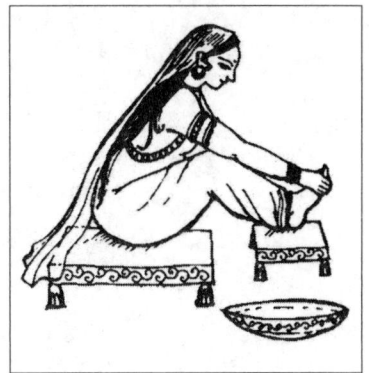
3. Lavar los pies y masajearlos aplicando aceite de sándalo y presionar las plantas de los pies antes de acostarse.

Abdomen

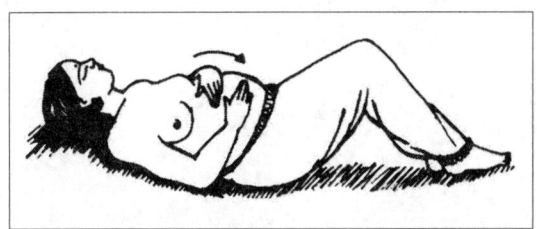

1. Acariciar el vientre dulce y concienzudamente.
2. Extender abundantemente *Pita Tailam* y masajear el vientre con ambas manos en el sentido de las agujas del reloj (practicar todos los días).
3. Frotar con cuidado el vientre con las yemas de los dedos, con un movimiento en el sentido de las agujas del reloj.
4. Partiendo del plexo solar, frotar delicadamente, alternando las manos abiertas, hasta llegar al pubis y a la ingle.

CAPÍTULO II

Cuidado de la puérpera

Justo después del parto, la parturienta debería tomar una sustancia purificante, llamada *Kanci*, para eliminar las toxinas, la acumulación de la sangre y los líquidos aún estancados.

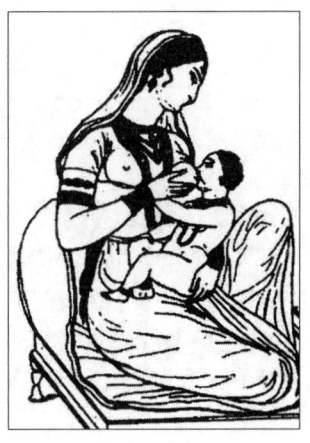

Se le debe administrar a la madre un masaje en la pelvis y en el abdomen, aplicando aceite *Vata Tailam* y luego provocar la sudoración de la zona empleando *Othadam* (empastes de hierbas calientes). Este tratamiento ayuda a eliminar todas las toxinas y las impurezas de la cavidad pélvica. En caso de hemorragia, debe evitarse calentar excesivamente la pelvis. Finalmente, se faja el abdomen con una tela larga de algodón para evitar la absorción de aire por vía vaginal, controlar la hinchazón de la barriga y las hemorragias debidas a la contracción del útero.

La puérpera, en el período sucesivo al parto, deberá seguir una dieta apropiada para el fortalecimiento y normalización del útero; también es aconsejable practicar técnicas de *Yoga Pranayama* y *Abyangam*.

Alimentos adecuados:
- *Kanci* (es una papilla acuosa de arroz con hierbas y *ghi-gruta*).
- Verduras, soja verde, lentejas, zanahorias, caldo de verduras.

- Azúcar, cardamomo, pimienta larga, sésamo, jengibre, comino.
- *Virya* materna (tónico reconstituyente en forma de mermelada).

Transcurridos diez días, puede empezar a tomar comida normal de acuerdo con la condición de la madre y la estación del año. En caso de estreñimiento, tomar *Virya Bedhi*.

Régimen: Se deben lavar y desinfectar cada día los órganos genitales y exponerlos a vapor herborizado (piel de naranja, mirra, *goggulu*). Una vez terminado el masaje, se toma un baño en agua templada, y, luego, la puérpera se debe exponer al humo herborizado. Pasarán al menos seis meses antes de que la madre recupere su estado de salud normal. Durante los dos primeros meses posteriores al parto la madre debe evitar:

1. Contactos con personas enfermas.
2. La actividad sexual.
3. Los viajes largos.
4. Estar sentada durante períodos de tiempo largos.
5. Una incorrecta alimentación (calidad, cantidad, combinación).
6. La exposición al frío y al calor.
7. Los enfados y las tristezas.

Los cónyuges

Los cónyuges deben dedicar una pequeña parte de su tiempo a practicar juntos *Panchanga Yoga* y *Abyangam*, que los mantendrá física y emotivamente sanos y equilibrados, y los preparará para ocuparse de los cuidados necesarios para el niño, hasta adaptarse al nuevo papel de padres sin caer en estados de ansiedad.

- *Panchanga Yoga* es una práctica intensiva que nos ayuda a comprender y nos enseña a utilizar el cuerpo, la mente, el intelecto, las emociones y el alma; a trascender las energías de calidad inferior hacia las superiores.
- *Abyangam* es un tratamiento ayurvédico que nos ayuda a mantener el bienestar psico-físico, la disciplina cotidiana, a combatir el estrés, a diluir las tensiones y a desarrollar la conciencia.

Contamos con varias técnicas de yoga para practicar:
- *Asana* es el autocontrol de los músculos y de las articulaciones del cuerpo.
- *Pranayama* es el control de la respiración en una *Asana*.
- *Bhanda* es la contracción de los órganos abdominales con una respiración controlada durante una *Asana*.

Pranayama

Resultará beneficioso para la puérpera practicar las siguientes técnicas de *Pranayama* con el estómago vacío durante 30 minutos dos veces al día, preferiblemente por la mañana y por la noche:
- *Kaya Suddhi* es una técnica de respiración que ayuda a reducir las tensiones (*véase la técnica en la página 138*).
- *Brahma Suddhi* es una secuencia de respiraciones que conducen a desbloquear las complicaciones sutiles a nivel intelectual, energético, afectivo, emocional y sexual.
- *Nadi Suddhi* es una técnica que proporciona serenidad a la mente y reequilibra la energía (*véase la técnica en las páginas 139*).
- *Kumbaka, Agnisara, Bastrika* y *Bhanda* fortalecen los músculos abdominales, eliminan las grasas y los líquidos acumulados, y normalizan los órganos digestivos y reproductores, equilibrando la energía funcional del metabolismo.

Kumbaka

Significa aguantar la respiración con los pulmones llenos o vacíos. La puérpera debe practicarlo sólo con los pulmones vacíos.

Técnica: sentados en una posición cómoda, con la espalda erguida, los ojos cerrados y la cabeza erguida, inspirarán profundamente. Después, espirarán completamente. Contraerán los músculos abdominales y permanecerán con los pulmones vacíos el mayor tiempo posible. Luego, inspirarán lentamente. Esta respiración se llama *Sunyakumbaka*. Repetir varias veces.

Bandha

Significa el cierre o contracción de los músculos y órganos abdominales con apnea de los pulmones vacíos o llenos. Después del parto, la puérpera deberá hacer la contracción con los pulmones vacíos.

- *Mula Bandha* es la contracción de los músculos del esfínter anal y del perineo.

Técnica: sentados en una posición cómoda, con la espalda erguida, los ojos cerrados y la cabeza erguida, inspirarán profundamente. Después, espirarán completamente. Contraerán los músculos del esfínter anal y perineo, y mantendrán el *Bandha* conscientemente hasta encontrarse cómoda. Luego, inspirarán lentamente. Todo esto forma un ciclo. Repetir tres ciclos.

Beneficios: *Mula Bandha* aumenta el *Agni*, el fuego enzimático y, en consecuencia, quema los depósitos de grasa. Refuerza los músculos anales y ayuda a prevenir las hemorroides.

Agnisara
Significa el aro de fuego. Es una respiración activadora, que se efectúa moviendo sólo los músculos abdominales.

Técnica: sentados en una posición cómoda, con la espalda erguida, inspirarán pasivamente y espirarán activa y repetidamente durante más de 50 veces, usando los músculos del abdomen. Durante la espiración se debe tener la sensación de que el abdomen está como absorbido. Finalmente, se espirará completamente; después, se retendrá la respiración contrayendo los músculos del esfínter anal, del perineo y de los órganos reproductores. Todo esto forma un ciclo. Repetir varios ciclos según la capacidad de cada persona.

Uddiyana bandha
Es la contracción de los músculos y los órganos de la cavidad abdominal y pélvica, del aparato digestivo, del reproductor y del excretor.

Técnica: posición de pie. Doblamos hacia delante el tronco. Flexionamos las rodillas y soportamos el peso con las manos apoyadas sobre las rodillas. Espiramos completamente y, aguantando la respiración, dirigimos hacia arriba los órganos de la cavidad abdominal y pélvica, manteniendo contraídos los músculos abdominales. Permanecemos en esta posición el mayor tiempo posible. Luego, liberaremos la contracción. Repetir varios ciclos hasta tener una sensación de calor en el abdomen.

Beneficios: fortalece los músculos abdominales y activa todos los órganos de esta zona; facilita la eliminación de toxinas, favorece la digestión, estimula las glándulas suprarrenales y el páncreas, elimina los bloqueos emocionales y reequilibra la energía funcional.

Bastrika
Significa «fuelle». Es una respiración dinámica en la que las inspiraciones son pasivas y las espiraciones activas por el uso que se hace de los músculos abdominales, con lo que se estimula la cavidad torácica.

Técnica: sentados en una posición cómoda, con la espalda erguida, la nuca estirada, el cuerpo relajado, los ojos cerrados. Inspiraremos de manera natural y espiraremos fuerte, repetida y sonoramente, durante 15-20 veces, usando todos los músculos del aparato respiratorio, en particular los del abdomen. El movimiento se asemeja al del fuelle del herrero. Se debe producir una presión en la cavidad pélvica, la zona abdominal, la torácica y la garganta. Durante la espiración activa, el abdomen resulta como absorbido. Al final, espiramos completamente y practicamos apnea con los pulmones vacíos (*Sunya Kumbaka*), contrayendo el *Mulabanda*. Todo esto forma un ciclo. Repetimos varios ciclos según la capacidad de cada persona.

Beneficios: calienta el cuerpo y elimina las tensiones y el bloqueo respiratorio; favorece la digestión, expande la cavidad torácica, estimula los órganos y las glándulas de las cavidades pélvicas, abdominal, torácica y la garganta. Previene el asma (no debe practicarse durante uno de estos episodios).

Técnicas de los ejercicios

Los ejercicios físicos deben efectuarse acompañados de una correcta respiración. Estos ejercicios tonifican los músculos, la piel y las articulaciones del cuerpo. Consisten en flexiones y contracciones.

Ejercicios para el abdomen y las piernas

Este ejercicio beneficia en particular los músculos abdominales y los órganos reproductores y digestivos. Se debe practicar con el estómago vacío.

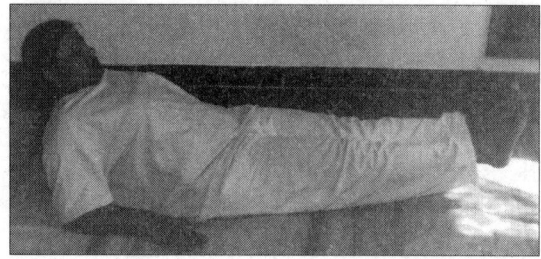

- Sentada, cargando el peso del tórax sobre los brazos, los codos se apoyan en el suelo; las piernas, estiradas hacia delante. Flexionamos las piernas, llevando las rodillas cerca del pecho y, luego, las estiramos varias veces sin tocar el suelo.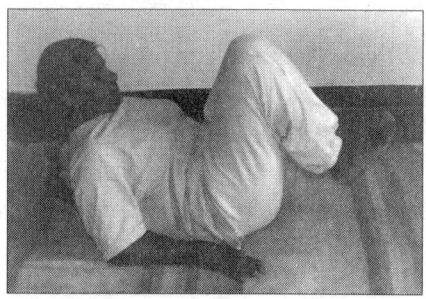
- En posición supina, con los brazos abiertos y las palmas de las manos apoyadas en el suelo. Llevamos las rodillas flexionadas al pecho y, después, las estiramos lentamente varias veces sin tocar el suelo.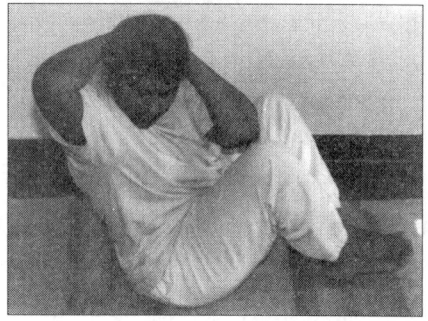
- Sentada en el suelo, con las piernas estiradas hacia delante, las rodillas flexionadas y un poco levantadas. Los brazos están cruzados detrás de la nuca. Giramos el tórax hasta que un codo toque la rodilla.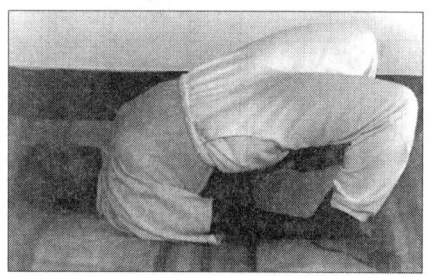
- Con las piernas flexionadas, los pies en el suelo cerca de los glúteos. Agarramos los tobillos y, espirando, levantamos

la pelvis hacia arriba; con los pulmones vacíos, contraemos fuertemente los glúteos y los músculos vaginales. Mantenemos la contracción el mayor tiempo posible. Repetimos varias veces.

Presión abdominal
Los órganos abdominales y los reproductores reciben un enérgico masaje que estimula la circulación de la zona abdominal y pélvica.

- *Posición a gatas:* con los brazos y las piernas ligeramente separados. Inspiramos profundamente para después, espirando, elevar los órganos de la cavidad abdominal hacia los pulmones. Contraemos enérgicamente el abdomen. Mantenemos la posición el mayor tiempo posible. Inspirando, liberamos la contracción. Repetimos algunas veces.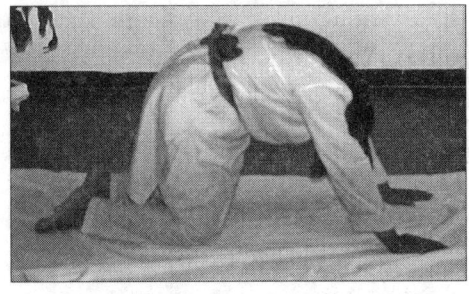
- *Posición a gatas:* inspirando, levantamos y estiramos una pierna hacia atrás. Espirando, la flexionamos hacia delante sin apoyarla en el suelo y llevamos la rodilla hacia el pecho. Realizamos el mismo movimiento con la otra pierna.

Levantar las piernas
Fortalece los músculos abdominales y las piernas. Favorece la digestión y la eliminación de toxinas.

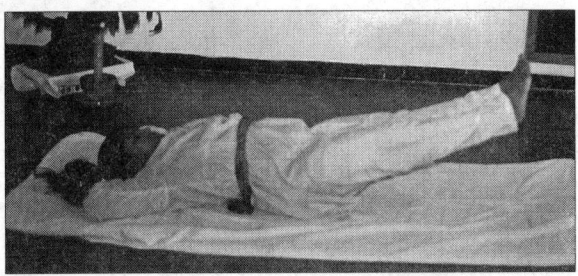

- *Posición supina*: con las piernas juntas y los brazos ligeramente abiertos. Inspirando, levantamos lentamente una pierna alrededor de 20 cm.

Espirando, la colocamos lentamente en el suelo. Cuando se ha repetido este movimiento varias veces, alternando las piernas, volvemos a realizarlo levantando ambas piernas a la vez y manteniendo la misma respiración. Luego, hacemos este ejercicio en posición prona.

Rotación

Este ejercicio refuerza la musculatura de la pelvis y aumenta la flexibilidad de su articulación. Hay que realizarlo dos o tres veces al día.

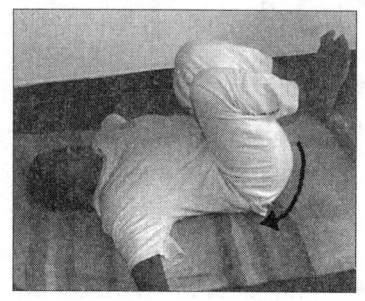

- *Posición supina*: flexionamos las piernas, contraemos los músculos de la zona lumbar y giramos la pelvis en un sentido y otro, varias veces.

Contracción de los músculos vaginales

- *Posición de pie*: contraemos los glúteos y los músculos vaginales, manteniendo una respiración normal. Este ejercicio se repite varias veces al día, para fortalecer y mejorar la elasticidad de los órganos genitales.

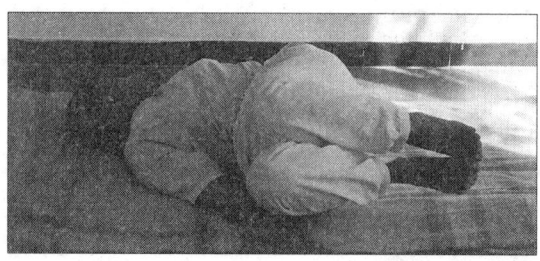

Yogasana *para la puérpera*

Después del parto, la puérpera debería practicar las siguientes *Asanas* todos los días durante 30 minutos como mínimo. Cada posición debe mantenerse durante al menos un minuto, para después descansar de manera consciente durante aproximadamente dos minutos.

Bujangasana *es la posición de la cobra*

Estimula los órganos de la cavidad pélvica. Ayuda a la eliminación de las toxinas. Solventa eventuales problemas del colon.

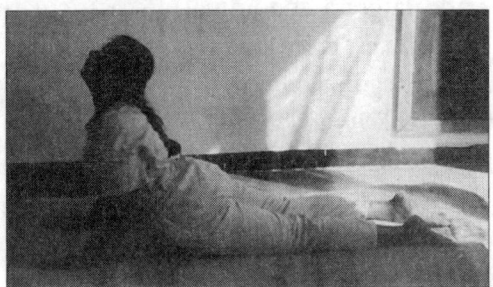

- *Partida*: en posición prona, apoyamos las palmas de las manos cerca de los hombros; inspirando, levantamos la cabeza y el tronco hasta el abdomen; mantenemos la posición el mayor tiempo posible respirando libremente y procurando la comodidad. Los glúteos y las piernas deben estar relajados, los hombros bajados y la mirada hacia el cielo levantando la barbilla.

Salabasana *es la posición del saltamontes*

Estimula los órganos de la cavidad pélvica y refuerza los músculos abdominales, de la pelvis y de las piernas. Mejora la circulación de la sangre.

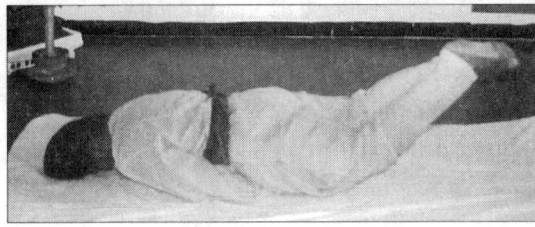

- *Partida*: posición prona. La barbilla debe estar en el suelo, los brazos estirados debajo del abdomen y las palmas de las manos bajo los muslos. Inspirando, levantamos las piernas ayudándonos con las manos. Mantenemos la posición el mayor tiempo posible, respirando libremente. Espirando, abandonamos la posición.

Danurasana *es la posición del arco*

Estimula los órganos de la cavidad abdominal. Es una posición clave para el páncreas. Refuerza todos los músculos, eliminando la rigidez articular y reduciendo la grasa abdominal. Es particularmente útil en el tratamiento de la diabetes, dado que estimula el páncreas. Regula la digestión y el ciclo menstrual. Ayuda a superar las molestias relacionadas con la menopausia. Nutre el sistema nervioso. Acaba con el estreñimiento y la flatulencia. Aumenta el apetito.

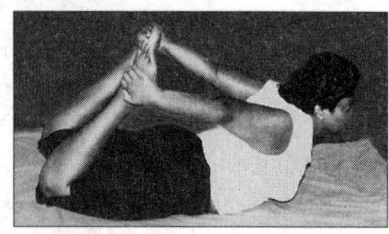

Posición prona, piernas unidas. Flexionamos las rodillas y agarramos los tobillos con las manos. Hacemos un arco tirando de los muslos y el torso hacia arriba. Respirando, balanceamos el cuerpo el mayor tiempo posible. Deshacemos la posición y descansamos.

Contraindicaciones: inflamación de los órganos abdominales y de la cavidad pélvica, colitis, gastritis y durante la menstruación.

Paschimotasana *es la posición del crepúsculo*

Estimula los órganos de la cavidad pélvica. Estira y moviliza toda la columna vertebral, en particular la zona lumbar. Calma el sistema nervioso. Es beneficiosa para los órganos excretores y acaba con el dolor de espalda (*véase la técnica en la página 154*).

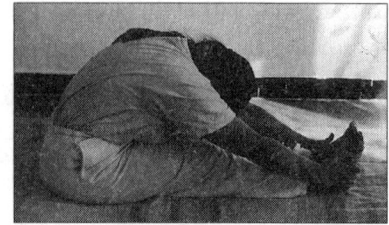

Halasana *es la posición del arado*

Estira y moviliza toda la columna vertebral, en particular la zona cervical. Refuerza la musculatura de la espalda. Mediante el estiramiento de la columna, nutre todo el sistema nervioso. Debido a la compresión que experimentan, los órganos abdominales resultan estimulados en profundidad. Acaba con el dolor de espalda (*véase la técnica en la página 152*).

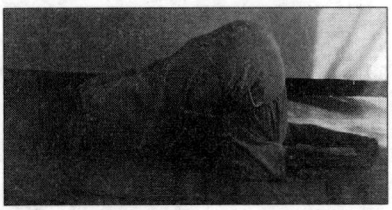

Navasana *es la posición de la barca*

Sentada, espirando, levantamos y enderezamos ambas piernas separadas. Sin flexionar las piernas y contrayendo los músculos abdominales, nos balanceamos manteniendo la posición con una respiración rítmica. Debido a la compresión que experimentan, los órganos abdominales resultan estimulados en profundidad.

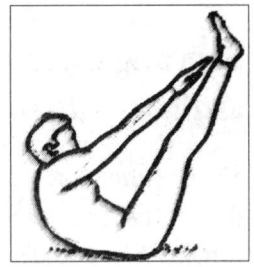

Kukutasana *es la posición del gallo*

Sentados sobre los pies, presionamos las manos contra el suelo, trasladando el peso del cuerpo hacia delante. Nos elevamos, separando los pies y apoyando las rodillas en la parte superior de los brazos. Mantenemos la posición, contrayendo los músculos abdominales. Debido a la compresión que experimentan, estos órganos resultan estimulados en profundidad.

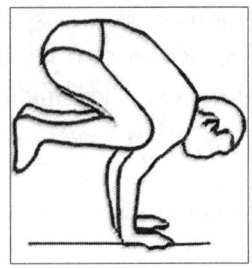

Mayurasana *es la posición del pavo*

Apoyamos las manos en el suelo y el ombligo sobre los codos. Trasladamos el peso del cuerpo delante hasta levantar las piernas, dibujando una línea parecida a un bastón. Con los músculos abdominales, mantenemos la posición tensa en equilibrio. Debido a la compresión que experimentan, los órganos abdominales resultan estimulados en profundidad.

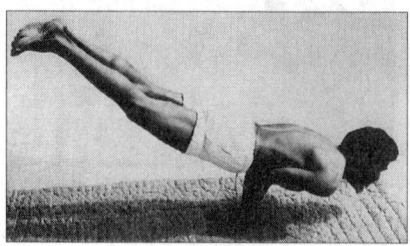

Sarvangasana *es la posición de la vela, estática y de equilibrio*

Sarvangasana potencia la respiración abdominal. Estimula los órganos de la cavidad torácica, la tiroides. Mejora el sistema respiratorio, el endocrino y la vista. Previene la aparición de problemas menstruales, sexuales y reproductores; las hemorroides, la hernia, las molestias del corazón, de los ojos, de los oídos y de la garganta. Ayuda a eliminar las venas varicosas y la hemicránea. Aumenta la fortaleza y flexibilidad de la columna vertebral y la pelvis (*véase la técnica en la página 150*).

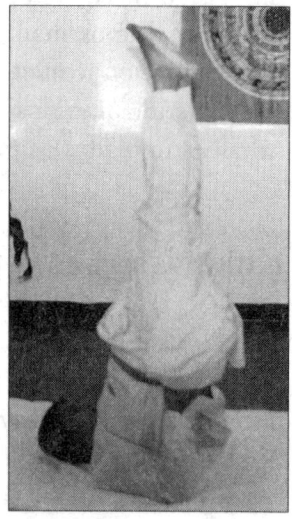

Contraindicaciones: durante la menstruación.

Ustrasana
es la posición del camello

Activa los órganos de la garganta. Equilibra el sistema endocrino. Favorece la peristalsis intestinal y beneficia al sistema excretor. Re-

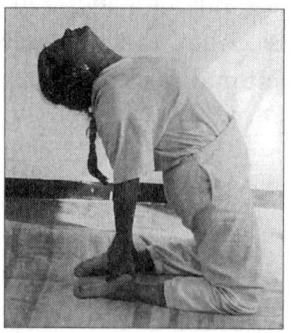

fuerza los músculos de la columna vertebral (*véase la técnica en la página 153*).

Chandrasana
es la posición de la media luna

Activa los órganos de las cinco cavidades, en particular el bazo y los riñones. Elimina el exceso de grasa de los costados (*véase la técnica en la página 155*).

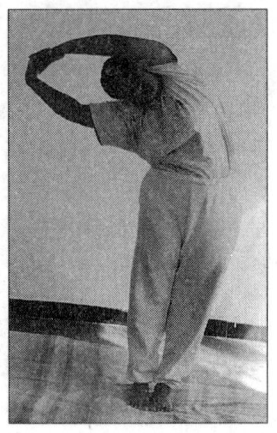

Matsyendrasana
es la posición de la torsión

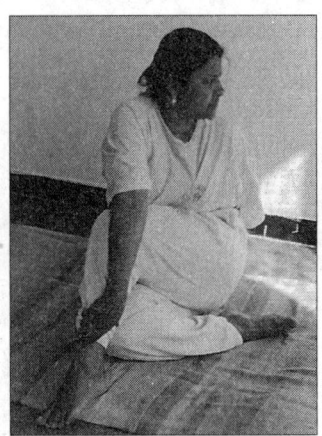

Estira y refuerza los músculos de la columna y de los hombros. Favorece la elasticidad de la columna vertebral y reubica las vértebras. Es una torsión fantástica que proporciona flexibilidad a todas las articulaciones. Estimula los órganos de todas las cavidades. Equilibra el sistema nervioso. Elimina el cansancio y los dolores de espalda.

Nos sentamos erguidas. Flexionamos la pierna derecha y llevamos el pie debajo del glúteo izquierdo, apoyando la rodilla sobre el suelo. Pasamos la pierna izquierda por encima del muslo derecho y colocamos el pie cerca de la parte externa de la otra rodilla. Manteniendo la columna y el tórax erguidos, llevamos el brazo derecho sobre el lado externo de la rodilla izquierda y agarramos el pie con la mano, haciendo presión con el brazo extendido. Dirigimos el otro brazo detrás de la espalda hacia el lado opuesto y hacemos una torsión con el tórax, con la cabeza hacia la izquierda. Respirando, mantenemos la posición durante un minuto. Espirando, deshacemos la posición lentamente. Después, repetimos la posición en el lado opuesto.

Contraindicaciones: enfermedades hepáticas, osteoporosis, hernia discal y hernia abdominal, prolapso del útero.

Sirsasana *es la posición sobre la cabeza y de equilibrio*

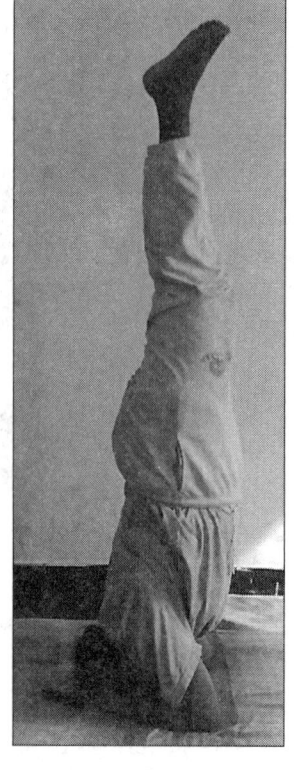

Preserva la salud en general. Proporciona serenidad y firmeza mental, y restablece el equilibrio. Mejora la concentración y agudiza la inteligencia. Facilita un mayor flujo del fluido cerebral y de sangre oxigenada a la cabeza. Estimula los órganos de la cavidad craneal y mejora la vista. Proporciona flexibilidad a la columna vertebral y la pelvis. Elimina las venas varicosas, la hemicránea y las molestias en los ojos.

Nos arrodillamos con los talones unidos. Colocamos los antebrazos en el suelo con las manos entrelazadas de manera que se forme un triángulo delante de las rodillas. Apoyamos la frente en el suelo en la zona donde comienza el cabello, de manera que las manos queden entrelazadas en contacto con el suelo y detrás de la cabeza. Inspiramos. Luego, espirando, apartamos las rodillas del suelo y acercamos lentamente los pies a la cabeza, al tiempo que el tronco se eleva hasta que los pies se aligeran y se levantan solos.

En este punto, mantenemos el equilibrio y, espirando, levantamos lentamente las piernas hasta que el cuerpo quede vertical. Distribuimos el peso del cuerpo a partes iguales entre los antebrazos, las manos y la cabeza. Mantenemos la posición sin tensiones durante cinco minutos. Al inicio, conservamos la posición unos pocos segundos. Después, vamos aumentando gradualmente hasta cinco minutos.

Una vez recuperada la posición inicial, permanecemos unos instantes con la cabeza reposando siempre sobre el suelo.

Contraindicaciones: durante la menstruación y en caso de inflamaciones de la garganta, de los ojos, de los oídos y de la nariz e hipertensión arterial, debilidad cardíaca y fragilidad de los vasos capilares.

Yoga nidra *es la posición de relajación*

(*Véase el capítulo* Relajación para la embarazada *en la página 127*)

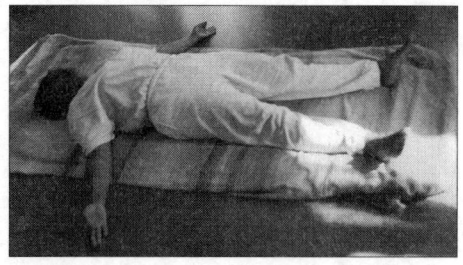

CAPÍTULO III

Masaje para el bebé
(Abyangam)

*El masaje es una vía dulce para liberar las sensaciones de miedo
y de dolor, y también produce un despertar de las sensaciones.
Masajear al bebé es un «tacto maravilloso», y éste,
durante toda la vida, guardará dentro de sí este bellísimo recuerdo.*

¿Qué significa el primer grito del niño? ¿Quizás que el acto de nacer es doloroso? ¿Que entrar en la luz es un trauma? ¿Es miedo a la vida? ¿Por qué el pequeño llora cuando se despierta? ¿Por qué le asusta la oscuridad? ¿Qué le aterroriza? ¿El recuerdo del parto? ¿El nuevo ambiente? ¿La oscuridad? ¿La luz? ¿Sus recuerdos ancestrales? ¿Es un lamento intenso? ¿Un sufrimiento inefable? ¿Es una fuerte protesta? ¡Quien conoce la Nada lo sabe!

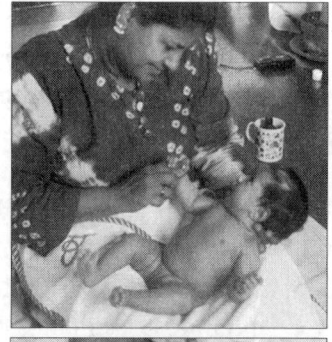

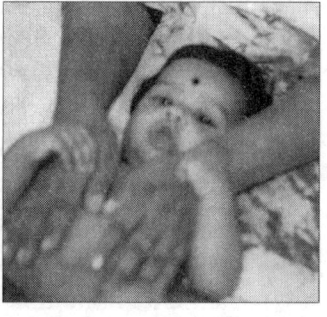

El nacimiento es una gran aventura para el bebé. Los estudiosos reconocen que el parto es como un trauma; a partir de este momento, el niño debe crecer feliz: es un deber de los padres, es una necesidad colectiva eliminar aquel recuerdo doloroso y crear un ambiente sereno. El pequeño no sólo necesita leche para nutrirse, también precisa aquel amor particular que sólo la madre puede darle, sosteniéndolo entre los brazos, meciéndolo con infinita ternura, creando con todo ello aquella fusión particular entre madre e hijo.

He aquí por qué desde el nacimiento el niño puede recibir un masaje día a día a través de las caricias.

El arte del masaje es el contacto a través de las manos, los ojos y con el corazón. Su objetivo, común al yoga y a la meditación, es alcanzar una buena conciencia de uno mismo y de los demás. El objetivo principal es estimular las fuerzas de resistencia. La madre debe aplicar el masaje como un «tacto maravilloso», para que el niño lleve dentro de sí este bellísimo recuerdo, que es la raíz de su bienestar. Así, el niño crecerá de manera natural con el «tacto espléndido» de la madre. Los sentidos del niño buscan siempre el tacto de la madre. El masaje facilita la comunicación entre madre e hijo. La comunicación con los hijos, cuando aún no hablan, se manifestará útil en el futuro para afrontar sus problemas.

1. Las madres indias, desde hace milenios, masajean a sus niños recién nacidos con aceites aromatizados, transmitiéndoles un profundo sentido de protección que les ayuda a vivir mejor.
2. El masaje, en los primeros meses de vida, y, sobre todo, en el recién nacido, debe practicarse con mucha delicadeza.
3. Para el masaje debe emplearse un aceite aromatizado, como *Vendaya Tailam*.
4. El masaje con aceite aumenta la circulación de la sangre, ablanda la piel y propicia el tono articular y muscular.
5. Para tratar las partes doloridas, articulares o musculares, se masajea untándose las manos con aceite *Vendaya Tailam*.
6. Los brazos y las piernas se tratan haciendo el masaje con ambas manos, siguiendo un movimiento en espiral.
7. Las manos y los pies se tratan suavemente trabajando el arco de las palmas de las manos y de las plantas de los pies.
8. El masaje puede practicarse desde el momento del nacimiento, todos los días por la mañana, con una duración de 10 minutos a un máximo de 20. Transcurrido un año, se puede ir aumentando gradualmente hasta una hora.
9. Después del masaje se puede tomar un baño templado.
10. Hay distintas maneras de masajear: en el agua, con leche, con aceite, con una tela y con pasta.

Para efectuar el masaje, la posición ideal de la madre es sentada en el suelo. Es fundamental que esté calmada, tranquila y relajada para poder comunicarse fácilmente con su bebé no sólo a través de las manos, sino también mediante palabras dulces, caricias magníficas, y con su mirada amorosa y todo su ser.

Práctica

El masaje para el bebé debe hacerse con aceite *Kulandai Tailam*.

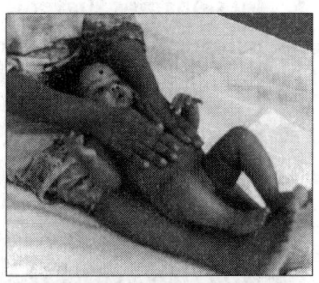

Deberá extender una toalla sobre las piernas donde acostará al niño con la cabeza en contacto con el propio regazo. Comenzará apoyando las manos abiertas y unidas sobre el pecho del niño, cerrará los ojos y entrará en contacto con él. Las manos y los dedos sólo deben rozar con un movimiento circular, en el sentido de las agujas del reloj, las articulaciones y los puntos más sensibles, y frotar suavemente los músculos hacia las extremidades.

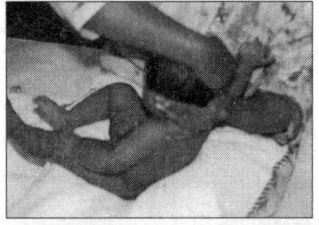

Manteniendo al bebé sentado sobre su regazo, le aplicará un poco de aceite sobre la cabeza y masajeará en círculo, sosteniendo la nuca con la otra mano.

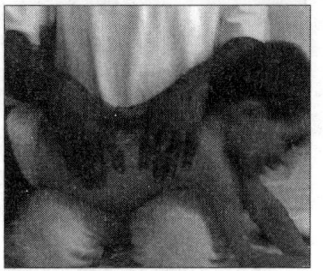

Acostará al niño y le aplicará el aceite sobre la parte posterior del cuerpo, frotando suavemente arriba y abajo con ambas manos.

Técnicas de los ejercicios

Brazos y manos

1. Ponemos al bebé en posición supina y masajeamos untándonos previamente las manos con aceite: tomamos el brazo con una mano, y

con la otra, realizamos un ligero bombeo y torsión con los dedos unidos como para modelar un brazalete, partiendo del pulso, hasta llegar al hombro varias veces.

2. Después, efectuamos una fricción ligera desde el hombro hasta el pulso varias veces.
3. Presionamos suavemente los dedos, las palmas y las manos del bebé con los pulgares.

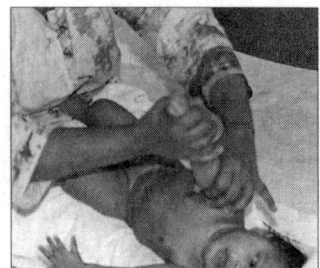

1. Se tratan los brazos y las manos acariciándolos con ambas manos.
2. Se estimula sobre los puntos *Varma*: *Hirdayam*, en el centro de la palma, con un movimiento circular y suave.
3. Se tira delicadamente de los dedos uno a uno, estirándolos y distanciándolos los unos de los otros.

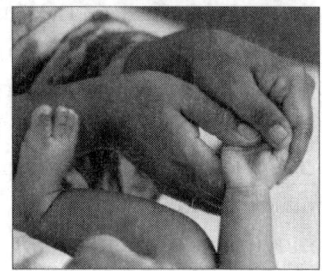

Piernas

Se pasa a las piernas: tras colocar al bebé en posición supina, mantenemos las manos en forma de anillo y bombeamos desde el pie hasta la ingle.

1. Frotamos y presionamos lenta y delicadamente el muslo, la rodilla, la tibia, las pantorrillas y toda la pierna, desde la cadera hacia el pie, varias veces.
2. Frotamos ligeramente el tobillo, el talón y la planta del pie con los pulgares. Después repetiremos el masaje con ambas manos.

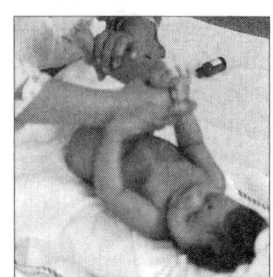

1. Se tira de los dedos uno a uno delicadamente, estirándolos y distanciándolos los unos de los otros.

2. Se tratan las manos, y las piernas mediante un movimiento en espiral con las manos y se trabaja suavemente el puente de las plantas de los pies.
3. Como tirando de la pierna, frotamos como si se ordeñara los muslos, las pantorrillas, los tobillos y los pies, usando ambas manos alternativamente.

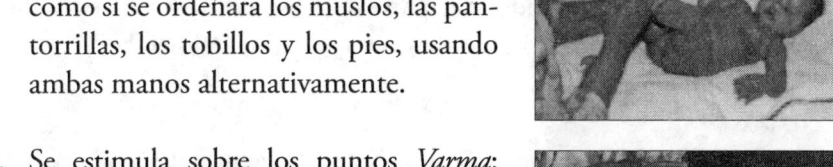

1. Se estimula sobre los puntos *Varma*: *Hirdayam*, en el centro de la planta del pie, con un movimiento circular y suave.
2. Manteniendo al bebé en posición supina, flexionamos ambas piernas: las rodillas, los tobillos, los muslos; y los brazos: pulsos, codos y hombros suavemente, prestando atención a las extremidades.

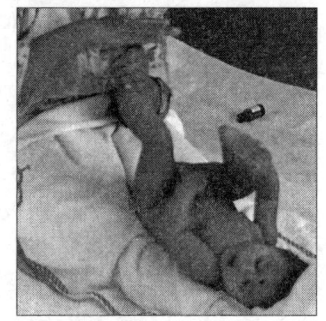

Espalda

El bebé en posición prona, estirando sobre las piernas de la madre, con la cabeza a su izquierda.

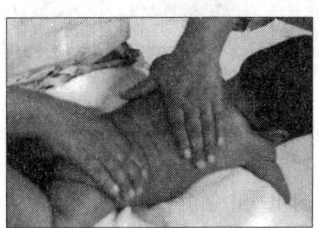 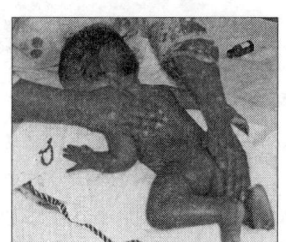

1. Frotamos con cuidado en sentido circular con ambas manos.
2. Masajeamos con cuidado, con ambas manos, la espalda, desde los hombros a las nalgas y viceversa, varias veces con movimientos sucesivos.
3. La mano izquierda recorre delicadamente, con un movimiento en ola delante y detrás,

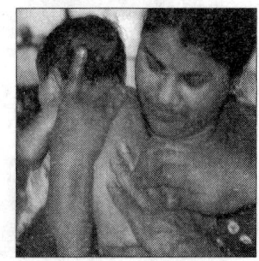

la espalda hasta los pies desde arriba hacia abajo, mientras la mano derecha sostiene los tobillos para mantener las piernas estiradas.
4. Sobre la columna vertebral se dejan deslizar ligeramente los dedos arriba y abajo, varias veces.
5. Golpeamos con cuidado cada parte de la espalda con los dedos sobre la otra mano, apoyada abierta sobre la espalda del bebé.

Tórax

1. En posición supina, acariciamos el tórax haciendo descender las manos desde el centro a lo largo de los costados para volver al punto de partida.

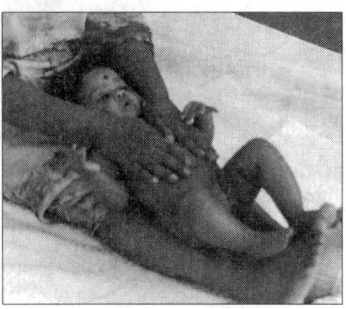
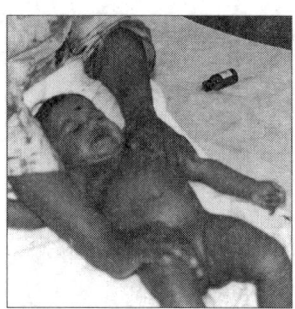

1. Frotamos el pecho con ambas manos siguiendo un movimiento circular en el sentido de las agujas del reloj.
2. Frotamos lentamente las costillas con los dedos hacia las extremidades y descendiendo hasta los glúteos de manera que se abran las costillas.
3. Acariciamos el abdomen con la palma de la mano en el sentido de las agujas del reloj.
4. Golpeamos delicadamente el tórax con los dedos.

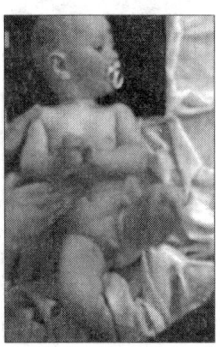
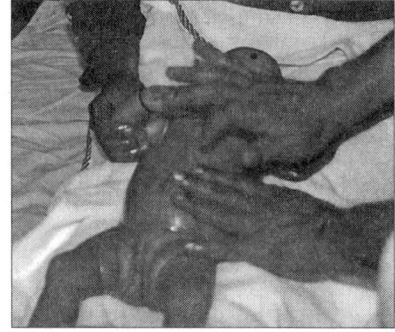

Cabeza y rostro

1. Colocamos al bebé sentado, le ponemos una cucharada de *Kulandai Tailam* sobre la cabeza y masajeamos con ambas manos con movimientos circulares.

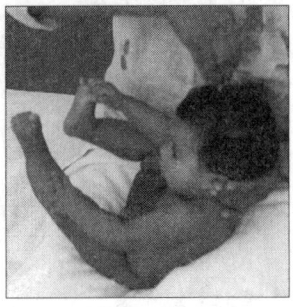 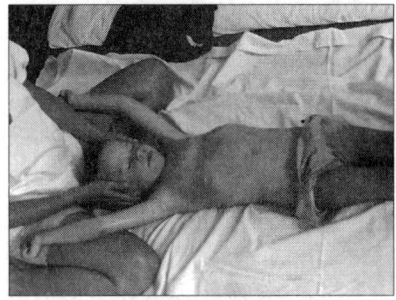

2. Después lo colocamos en posición supina para masajearle la cara. Comenzamos por la frente: con la yema de los dedos, frotamos con cuidado la zona que rodea las cejas, partiendo desde el centro y yendo después hacia los costados. Volvemos al centro y repetimos varias veces el mismo movimiento.
3. Luego frotamos delicadamente, bajando desde las sienes a las mejillas, y de la raíz de la nariz hasta el mentón.
4. Amasamos y frotamos con cuidado la nuca.
5. La nariz se masajea desde la raíz a la punta, hacia las extremidades.

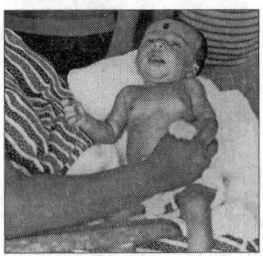 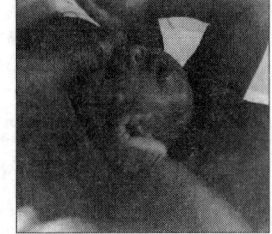

6. Transcurridos los primeros diez días de vida, se vierte una cucharada de aceite *Netra Tailam* en los ojos una vez por semana.
7. Se vierte una cucharada de aceite *Karna Tailam* en los oídos y se masajean, hacia las extremidades.

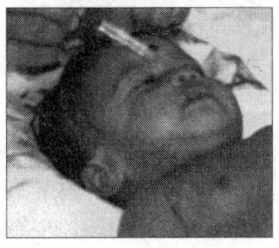

8. Finalmente, apoyamos delicadamente los pulgares sobre los ojos. Después, los deslizamos a lo largo de los bordes externos de la nariz, hacia los ángulos de la boca, y nos detenemos cuando lleguen al final de las mejillas.

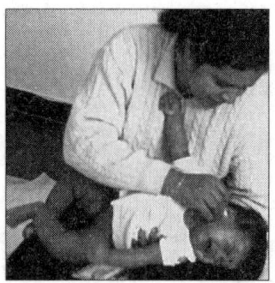
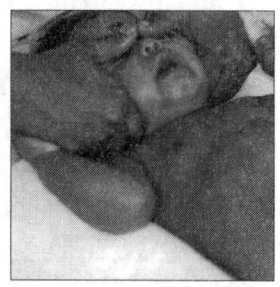

Algunas flexiones (Muri)

1. Tomando las manos del bebé, cruzamos sus brazos sobre el pecho. Luego los extendemos hacia fuera. Repetimos estos movimientos de cierre y ensanchamiento varias veces. De esta manera se reducen las tensiones de la espalda, de la caja torácica, y se facilita la respiración.

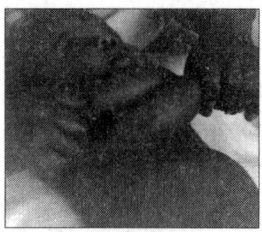
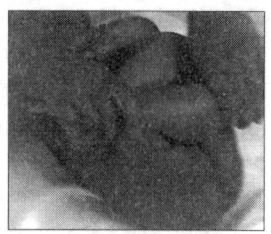

2. Tomamos un pie y la mano del lado opuesto. Después, cruzamos el brazo con la pierna. El pie debe tocar el hombro opuesto y la mano debe tocar la nalga del otro lado. Abrimos y cerramos algunas veces y repetimos estos movimientos con la otra mano y el otro pie.

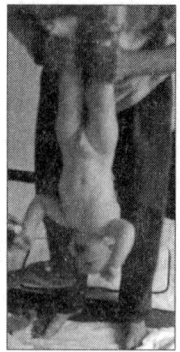
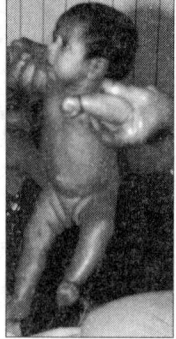

3. Tomamos los pies del pequeño, cruzamos las piernas empujándolas hacia el abdomen y las volvemos a abrir volviendo a la posi-

ción inicial. Repetir varias veces este ejercicio, que abre y relaja las articulaciones de la pelvis.
4. Tomamos los pies del bebé con ambas manos y, poco a poco, levantamos los pies hacia arriba, manteniendo al niño en posición vertical, con la cabeza hacia abajo, que ligeramente se balancea, como en posición de *Sirsasana*.
5. Tomamos las manos del niño y las levantamos hacia arriba.

Masaje con agua y leche

1. Mientras se baña al bebé se le puede dar un masaje. El agua debe estar templada y se añadirá un 25 % de leche de vaca, que se vertirá lentamente sobre su cabeza con un pequeño cuenco, de manera continua durante unos cinco minutos, como en la práctica de *Dhara*. Luego se vertirá también sobre todo el cuerpo y se masajeará acariciando suavemente al bebé en el agua.

    Al final del baño, se torna al bebé por los pies con las manos para que permanezca con la cabeza hacia abajo durante algunos instantes, transmitiendo una vibración.
2. Después del baño, durante los primeros diez días de vida, se diluye media cucharadita de azúcar de caña en un poco de leche materna y se le da de beber al bebé, como un reconstituyente. Se añade también un poco de cálamo, que sirve para facilitar el habla.

Masaje con pasta

Preparación de la pasta: ingredientes para preparar un puñado de pasta: 200 gramos de harina de trigo, 1 cucharada de aceite *Vendaya Tailam*, agua templada. Se mezcla la harina con poca agua y aceite, trabajándola hasta formar una pasta consistente. Esta pasta está lista para hacer el masaje al recién nacido.

Práctica
1. Extendemos una toalla sobre las piernas, ponemos al bebé estirado en posición supina en dirección al propio regazo. Después,

aplicamos suavemente la pasta sosteniéndola siempre como una pelota.
2. Primero la aplicamos con cuidado en la planta y al dorso de los pies, en las manos y los brazos y las piernas.
3. Levantamos en vertical las piernas del bebé, agarrándolo por los pies con una mano, y con la otra untamos las pantorrillas, los muslos y los glúteos.
4. Abrimos las piernas del bebé y se la aplicamos en el ano, en los órganos genitales y en la pelvis, siempre con delicadeza.
5. Le ponemos la pasta sobre el abdomen y la extendemos suavemente presionando en el sentido de las agujas del reloj, de manera que se forme una «pizza redonda», que deberá cubrir por completo el abdomen.
6. Recogemos la pasta, haciendo avanzar rítmicamente los dedos, partiendo de abajo hacia arriba.
7. Repetimos la misma operación, contando desde uno hasta seis sobre el pecho.
8. Presionamos delicadamente los pechos del bebé para que de ellos salga leche.
9. Aplicamos pasta en ambos pechos, en los hombros, en la garganta y en el cuello.
10. Continuamos con la cara y la cabeza.
11. Colocamos al niño en posición prona y repetimos la aplicación de la pasta sobre toda la espalda, la nuca, el cuello y la cabeza.
12. Extendemos la pasta sobre la espalda, presionándola en sentido longitudinal, hasta obtener una nueva «pizza».
13. Finalmente, la recogemos, enrollándola con los dedos, en forma de bastón.
14. Disponemos «el bastón» a lo largo de la columna vertebral y lo presionamos; avanzamos con los dedos a los lados de la misma columna.
15. Extendemos la pasta sobre la cabeza, presionándola de forma que cubra todo el cuero cabelludo.

Masaje con una tela

1. Tomamos una sábana y la doblamos de manera que tenga una mediada de un metro de ancho por dos metros de largo. Acostamos al bebé encima, agarramos el borde de la sábana (una persona de un lado y otra del otro) y la levantamos a medio metro de altura, haciéndola oscilar con un movimiento rítmico y lateral de izquierda a derecha y de derecha a izquierda.

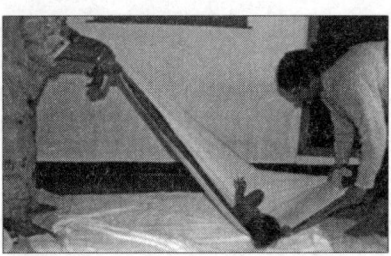

2. A continuación, una de las personas levanta la sábana de una parte mientras la otra la baja y viceversa, creando el movimiento de un columpio, varias veces. De esta manera, el bebé rueda sobre todo su cuerpo y recibe un ligero masaje que le resulta agradable.

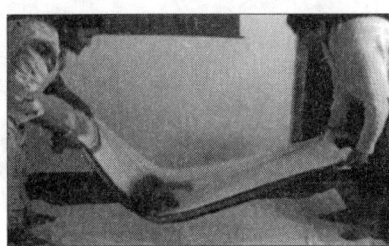 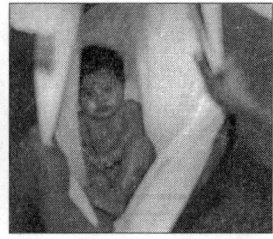

3. Al final del masaje, colgamos la tela en un soporte. En esta posición, tomamos la sábana y la hacemos oscilar hacia delante y hacia atrás y de izquierda a derecha. Luego acostamos al bebé para que duerma.

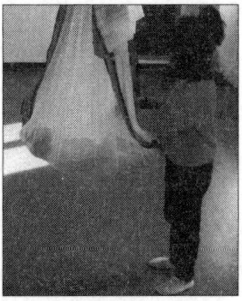

Bibliografía

Sool Marutuvam *(en lengua Tamil)*
   Dr. P.M. Venugopal, H.P, I.M.
   Tamilnadu Siddha Marutuva Vanyam Publications, Chemlai, Tamilnadu, India.

Kuna Padam *(en lengua Tamil)*
   Dr. R. Thiyagarajan, Ll.M. -Dr. M.A. Sundararajan, P.I.M
   Tamilnadu Government Publications, Chennai, Tamilnadu, India.

Sidha Marutuvam *(en lengua Tamil)*
   K. N. Kuppuswami Mudaliar H.P.I.M.
   Tamilnadu Siddha Marutuva Variyam Publications, Chemlai, Tamilnadu, India.

Noilla Neri *(en lengua Tamil)*
   Dr. K. Thurairasan, H.P.I.M.
   India Marutuvam Publications, Chennai, Thmilnadu, India.

Salavahadam *(en lengua Tamil)*
   Dr. Pon Gurusionmani, Bb. A., G. C.I.M.
   India Marutuvam Publications, Chennai, Tamilnadu, India.

India Tatuvanjanam *(en lengua Tamil)*
   K. Laxmanan M.A. Dip. Ed.
   Palaniyappa Brothers Publications, Chennai, Tamilnadu, India.

Iyatkai Vaithiyamum Yoga Sikitchayum *(en lengua Tamil)*
   Yogacharya S. Janarthan
   Nagalaxumi Publications, Chelmai, Tamilnadu, India.

Karpamum Prasavamum *(en lengua Tamil)*
Dr. Sitha
Uma Publications, Chemlai, Tamilnadu, India.

Nadi Sastram *(en lengua Tamil)*
Dr. Thurkadas S. K. Swami, RIMP Siddha
Poonkodi Publications, Chennai, Tamilnadu, India.

Bala Veda - Pediatrics & Ayurveda
Dr. V. B. Athavale, M.D., D.C.H., M. A. M. S.
Mumbai, India.

Charaka Samhita
R. K. Sharma, Vaidyia Bhagwan Das
Chowkhamba Sanskrit Senes Office, Varanasi, India.

Ayurvedic drugs and their plant sources
V.V. Sivarajan, Indira Balachandran,
Oxford & Ibh Publishing Co. Pvt. Ltd., Delhi, India.

Abyangam - Ayurveda
Vaidya Swami Joythimayananda
Joytinat Publication, Genova, Italia.

Ayurveda - Curarsi con l'Ayurveda
Vaidya Swami Joythimayananda
Joytinat Publication, Genova, Italia.

Índice

Presentación 11
Presentación 13
Prefacio 15
Introducción 17
Primera parte 19

PRIMERA PARTE

Ayurveda, la ciencia de la vida 21
Tipología 25
    Vata 26
    Pita 26
    Kapa 27
La vida 29
    El objetivo de la vida 30
    El nacimiento 31
    Estadios de la vida 32
    La mujer 35
    La energía femenina 38
    La diosa en la mitología 40
El matrimonio 43
    La elección de la pareja 44
    La salud de los cónyuges 45
    El tejido generativo 46
    La frecuencia del amor 48
    Frecuencia de las relaciones sexuales 49
    El destino y la concepción 52
    Karma 52

La reproducción 55
La embarazada 61
   Actividades de la embarazada 65
   Régimen durante el embarazo 66
   Molestias típicas durante el embarazo 69
   Dieta ayurvédica durante el embarazo 74
Una nueva vida 81
   Defectos congénitos y hereditarios 82
   El crecimiento del feto 84
   Las células 86
   El origen de los órganos 87
El parto 89
   Síntomas del parto 89
   El recién nacido 94
   Amamantamiento y dieta 99
   Protección 105
   Ritual del crecimiento 109
   Régimen de vida 113
   Duración de la vida 116
   Naturaleza masculina y femenina 117
   Alimentación 118
   Para la constitución *Vata* 122
   Para la constitución *Pita* 123
   Para la constitución *Kapa* 124

SEGUNDA PARTE

El tratamiento 127
   Relajación para la embarazada 127
   Ejercicios para la embarazada 133
   Respiración controlada para la embarazada 137
   Yogasana para la embarazada 147
   Masaje ayurvédico para la embarazada 157
Cuidado de la puérpera 163
   Técnicas de los ejercicios 167
   Yogasana para la puérpera 170
Masaje para el bebé 179
   Técnicas de los ejercicios 181
Bibliografía 191

ASHRAM JOYTINAT

Via Ripa 24, 60034 Corinaldo (AN) Italy
tel 071.679032; 071.6621871
ashram@joytinat.it www.ayurveda-ashram.it

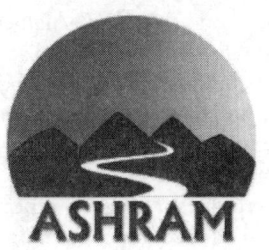

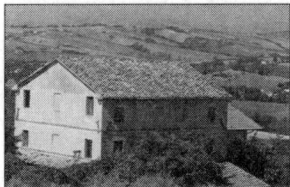

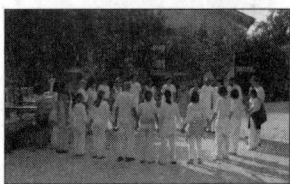

El Ashram Joytinat

El Ashram Joytinat es un Ashram ayurvédico tradicional, un lugar inmerso en la naturaleza, ideal para relajarse y regenerarse. Dirigido por el maestro Vaydya Swami Joythimayananda, es un lugar que nace como una comunidad en la que tiene lugar un gran número de actividades, y se ha ubicado en la hermosa zona de Las Marcas, en una colina situada en un pueblo llamado Corinaldo, en la provincia de Ancona, a 18 km de Senigallia. Este lugar ha sido creado por el maestro como si se tratara de un «sol», cuyo núcleo principal está constituido por la más excelsa herencia espiritual y cultural de la India.

¿Qué significa ashram?

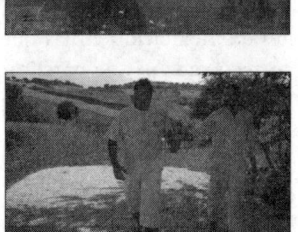

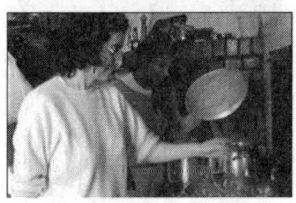

Ashram es un término sanscrito que significa «el camino del esfuerzo», un espacio en el que el maestro transmite el cuidado, la cordura y la paz, ideal para volver a tener contacto con la propia naturaleza; es un punto espiritual que ha surgido con el fin de aproximarse al interior. En el Ashram hay un maestro, cuya vida es el Sadhana, una práctica espiritual que se realiza durante el día. Es Dharma en el Ashram. Se trata de no hacer el mal a los demás y sentirnos bien con nosotros mismos para mejorar la calidad de la vida. Servicio, silencio, meditación y amor son los principios que deben seguirse. El hecho de transmitir el amor al prójimo supone un verdadero crecimiento interior. Los que viven permanentemente en el Ashram, o los que lo siguen durante un breve período de tiempo están alimentados de fuerza espiritual y de cultura védica cerca de un maestro con la mente clara, se realiza y se contempla pensando en Dios. Cualquier persona formada en el Ashram, ya sea devoto, discípulo, alumno o visitante, tiene el deber de respetar y reflexionar con honestidad, aceptando la tradición y la disciplina del centro. La actividad cotidiana debe desarrollarse con actitudes mentales como ofrecer «Seva*», es decir, realizar el propio trabajo sin apego ni expectativas. De este modo, la actividad se convierte en una práctica de yoga sin distinción entre el profesor y los alumnos, y con una ambiente que te eleva.

* Seva es un término sánscrito que significa «servicio».

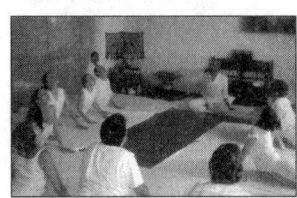

Retiro experimental

Experimentar un estado de conciencia sin tiempo, aprender a vivir sin ninguna preocupación, sólo siguiendo el fruto de las acciones. Dar importancia al presente y abandonar el concepto de «tiempo mental».

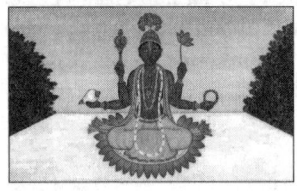

Ayurveda

El Ashram Joytinat ofrece diversos tratamientos ayurvédicos: masajes, Panchakarma, terapia del ayuno, y consultas y preparativos ayurvédicos.

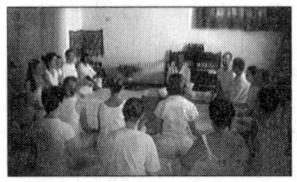

Meditación

Cada día hay dos sesiones de meditación en las que nos indican la postura correcta, además de practicar ejercicios de respiración, concentración y conciencia pura, que resultan muy eficaces.

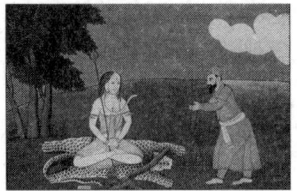

Práctica de Panchanga Yoga

Cada día se tiene la posibilidad de practicar Panchanga Yoga, el yoga de las cinco vías, constituido por la fusión del Hatha Yoga, el Raja Yoga, el Bakthi Yoga, el Jnana Yoga y el Karma Yoga; que ayuda a disciplinar la mente, así como a combatir el estrés cotidiano, a evitar la rigidez del cuerpo, a equilibrar las emociones y a trasformar el ego.

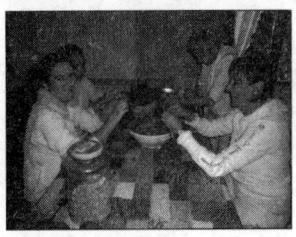

Panchakarma – tratamiento desintoxicante

El Panchakarma es la purificacion global practicada en Ayurveda. Debido a una alimentación inadecuada y a un tipo de vida desequilibrada, en nuestro cuerpo y mente se acumulan muchas toxinas que son las responsables de numerosas enfermedades. Durante el tratamiento se practican las cinco purificaciones para eliminar las toxinas que se acumulan tanto a nivel físico como mental. En el Panchakarma se sigue una dieta ayurvédica especial.

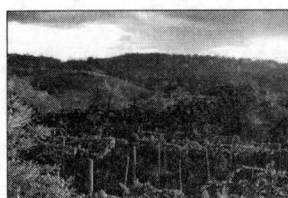

Agricultura biológica

Nuestro amor por la tierra y la voluntad de restablecer una relación natural con ella han permitido que en el Ashram surja una agricultura biológica que ofrece productos naturales para la alimentación y el bienestar. Nuestros productos, siguiendo la tradición ayurvédica, se elaboran de manera artesanal.